Robert Wasner
Alphonse Mancini

Slank door de spuit

Een medische gids voor injecties voor gewichtsverlies

bup

Robert Wasner
Alphonse Mancini

Slank door de spuit

Een medische gids voor injecties voor gewichtsverlies

ISBN: 978-3-68904-392-6 (Paperback)
ISBN: 978-3-68904-404-6 (e-book)

Copyright: Bremen University Press, Bremen, 2024. Het manuscript mag niet geheel of gedeeltelijk worden gebruikt zonder voorafgaande schriftelijke toestemming van de uitgever.

Eerste uitgave
Manuscript nr. 1381
April 2024
Gedrukt in de Europese Unie
bup@bremenuniversitypress.com
www.bremenuniversitypress.com

Robert Wasner
Alphonse Mancini

Slank door de spuit

Een medische gids voor injecties voor gewichtsverlies

Overzicht

INLEIDING TOT HET ONDERWERP INJECTIES VOOR GEWICHTSVERLIES — 5

SOORTEN AFSLANKSPUITEN — 11

DE WETENSCHAP ACHTER INJECTIES VOOR GEWICHTSVERLIES — 25

SUCCES VAN INJECTIES VOOR GEWICHTSVERLIES — 32

LANGETERMIJNEFFECTEN EN DUURZAAMHEID VAN GEWICHTSVERLIES — 43

RISICO'S EN BIJWERKINGEN — 47

WELKE AFSLANKINJECTIE VOOR WIE? — 73

OPTIMAAL GEBRUIK VAN AFSLANKSPUITEN — 96

BRONNEN — 106

ETHISCHE EN SOCIALE OVERWEGINGEN — 108

NIEUWE MEDICIJNEN, CONCLUSIE EN VOORUITZICHTEN — 111

Inhoudsopgave

INLEIDING TOT HET ONDERWERP INJECTIES VOOR GEWICHTSVERLIES — 5

Geschiedenis van afslankspuiten — 8

SOORTEN AFSLANKSPUITEN — 11

Laatste goedkeuringen en markttrends — 11
Soorten afslankspuiten en hun toepassingsgebieden — 13
Doseringsvormen — 16
Fabrikant en distributeur — 17
Novo Nordisk — 17
Eli Lilly en onderneming — 18
Orexigen Therapeutics (nu onderdeel van Nalpropion Pharmaceuticals) — 18
Rhythm Pharmaceuticals — 19
AstraZeneca — 19
Sanofi — 19
Pfizer — 20
Boehringer Ingelheim en Eli Lilly — 20
Vivus Inc. — 20
Farmaceutische producten Nalpropion — 21
Eisai Co. — 21
Janssen Pharmaceuticals — 21
Merck & Co. — 22
Marktleider — 22

DE WETENSCHAP ACHTER INJECTIES VOOR GEWICHTSVERLIES — 25

Hoe werken injecties voor gewichtsverlies? — 26
Actieve ingrediënten en hun werkingsmechanismen — 28
Vergelijking van de effectiviteit van verschillende injecties voor gewichtsverlies — 29

SUCCESSEN VAN INJECTIES VOOR GEWICHTSVERLIES 32

KLINISCHE STUDIES 32
STEP-STUDIEREEKS VOOR SEMAGLUTIDE 32
SELECT-ONDERZOEK VOOR SEMAGLUTIDE 34
SCALE-ONDERZOEKSREEKS VOOR LIRAGLUTIDE 36
SCALE OBESITAS EN PREDIABETES 36
SCALE DIABETES 37
LIGHT-ONDERZOEK NAAR NALTREXON-BUPROPION (CONTRAVE) 38
CONTRAVE 40

LANGETERMIJNEFFECTEN EN DUURZAAMHEID VAN GEWICHTSVERLIES 43

RISICO'S EN BIJWERKINGEN 47

VAAK VOORKOMENDE BIJWERKINGEN 47
ZELDZAME BIJWERKINGEN 48
PANCREATITIS 49
GALBLAASZIEKTEN 50
NIERPROBLEMEN 52
SCHILDKLIERCARCINOOM 53
DIABETISCHE RETINOPATHIE 55
GEZONDHEIDSRISICO'S OP LANGE TERMIJN VAN INJECTIES VOOR GEWICHTSVERLIES 57
RISICO'S VOOR BEPAALDE ORGAANSYSTEMEN 57
HORMONALE EN CELLULAIRE EFFECTEN OP LANGE TERMIJN 58
AANBEVELINGEN VOOR LANGDURIG GEBRUIK 59
RISICO'S VOOR BEPAALDE ORGAANSYSTEMEN 59
HORMONALE EN CELLULAIRE EFFECTEN OP LANGE TERMIJN 62
CONTRA-INDICATIES 65
VOORZORGSMAATREGELEN 69
MENGSEL VAN VERSCHILLENDE MEDICIJNEN 70

WELKE AFSLANKINJECTIE VOOR WIE? 73

SELECTIE OP VOORBEREIDING 73
GLP-1-RECEPTORAGONISTEN (WEGOVY, SAXENDA, TRULICITY) 73

AMYLINE-ANALOGEN (SYMLIN)	79
COMBINATIEPREPARATEN (CONTRAVE)	81
GEZONDHEIDSTOESTAND ALS SELECTIECRITERIUM	**83**
INTERACTIES MET ANDERE MEDICIJNEN ALS CRITERIUM	**84**
BIJWERKINGEN ALS SELECTIECRITERIUM	**86**
LANGETERMIJNEFFECTEN ALS SELECTIECRITERIUM	**87**
BESCHIKBAARHEID ALS SELECTIECRITERIUM	**89**
KOSTEN ALS SELECTIECRITERIUM	**91**
MARKTPRIJZEN EN FABRIKANTEN	91
BIJKOMENDE KOSTEN	92
VERZEKERING	92

OPTIMAAL GEBRUIK VAN AFSLANKSPUITEN   96

JUISTE TOEPASSING EN DOSERING	**96**
TRAINING ZELF INJECTEREN	96
SELECTIE VAN DE INJECTIEPLAATS	97
DOSERINGSINSTRUCTIES	97
BEWAKING EN AANPASSING	98
COMBINATIE MET VOEDINGSPLANNEN EN TRAININGSPROGRAMMA'S	**98**
VOEDINGSPLANNEN	99
TRAININGSPROGRAMMA'S	100
REGELMATIGE EVALUATIE EN AANPASSING	100
MEDISCHE CONTROLE VAN DE BEHANDELING	101
BEHANDELINGSDUUR	102
ONDERBREKING VAN BEHANDELING	103

BRONNEN   106

ETHISCHE EN SOCIALE OVERWEGINGEN   108

NIEUWE MEDICIJNEN, CONCLUSIE EN VOORUITZICHTEN   111

Inleiding tot het onderwerp injecties voor gewichtsverlies

We worden steeds dikker, en nog afgezien van de gezondheidsproblemen die ermee gepaard gaan, vinden we het vaak niet leuk. Onze vrienden op YouTube en TikTok zien er veel beter uit. Maar wat kunnen we doen? Het tiende dieet? Waarom moet het in één keer lukken?

Het is bekend dat het toenemende probleem van gewichtstoename wereldwijd te wijten is aan verschillende factoren. Veranderende eetgewoonten spelen een grote rol, omdat bewerkte voedingsmiddelen die rijk zijn aan suiker, vet en zout steeds gemakkelijker verkrijgbaar en vaak goedkoper zijn dan gezonde opties. Deze voedingsmiddelen leiden tot een verhoogde calorie-inname zonder dat ze even voedzaam zijn.

Tegelijkertijd is de levensstijl van veel mensen aanzienlijk veranderd. De moderne wereld van werk en vrije tijd wordt steeds meer gekenmerkt door zittende activiteiten, waardoor lichamelijke activiteit sterk afneemt. Dit gebrek aan lichaamsbeweging is een doorslaggevende factor in de wereldwijde toename van obesitas.

Economische omstandigheden beïnvloeden ook het voedingsgedrag. In veel landen is gezonde voeding duurder en moeilijker verkrijgbaar dan fastfood en andere ongezonde opties. Daar komt psychologische stress bij, die vaak leidt tot meer eetgedrag, omdat veel mensen eten gebruiken om met stress om te gaan. Deze emotionele factor kan nog verergerd worden door de constante beschikbaarheid van voedsel en de reclame voor ongezond voedsel.

De omgeving waarin mensen leven speelt ook een rol. Een gebrek aan veilige en toegankelijke plaatsen voor lichaamsbeweging en een omgeving die de consumptie van ongezond voedsel aanmoedigt, dragen bij aan gewichtstoename.

Veel diëten daarentegen mislukken regelmatig omdat ze vaak onrealistisch en moeilijk vol te houden zijn. Ze vereisen vaak drastische, onplezierige veranderingen in het dieet die op de lange termijn moeilijk vol te houden zijn. Ze kunnen ook leiden tot een gevoel van ontbering, waardoor de kans op hunkering naar voedsel toeneemt. Bovendien richten veel diëten zich op snel gewichtsverlies in plaats van op veranderingen in het dieet op de lange termijn, wat vaak leidt tot het zogenaamde jojo-effect, waarbij het verloren gewicht snel weer terugkomt.

Deze randvoorwaarden vragen om een alomvattende en innovatieve aanpak om de epidemie te bestrijden. Gewichtsverliesinjecties spelen hierbij een steeds belangrijkere rol.

Dit zijn, kort gezegd, medische injecties die worden gebruikt om gewichtsverlies te bevorderen. Ze worden ook wel afslankinjecties of anti-obesitasinjecties genoemd en worden voornamelijk voorgeschreven aan mensen met overgewicht of obesitas, vooral als er gezondheidsproblemen zoals diabetes type 2, hoge bloeddruk of hart- en vaatziekten aan verbonden zijn. Tegenwoordig worden afslankinjecties echter ook steeds vaker gebruikt om "gewoon af te vallen", zelfs als er geen sterke medische indicaties zijn.

Het werkingsmechanisme van deze medicijnen is gebaseerd op het nabootsen of versterken van hormonen die van nature in het lichaam aanwezig zijn en die de voedselinname en energiestofwisseling reguleren. Veel injecties om af te vallen verhogen het verzadigingsgevoel door de maaglediging te vertragen of werken rechtstreeks in op het hersencentrum dat verantwoordelijk is voor het hongergevoel. Hierdoor voelt iemand zich sneller vol, eet hij minder en kan hij gemakkelijker afvallen.

Injecties voor gewichtsverlies hebben de laatste jaren veel aandacht getrokken, vooral omdat ze een duidelijk meetbaar gewichtsverlies mogelijk maken, wat ook bewezen is in klinische studies. Hun effectiviteit, gecombineerd met de mogelijkheid om het verminderde gewicht op de lange termijn te behouden, onderscheidt ze van traditionele dieetbenaderingen. De bekendheid van deze medicijnen is ook toegenomen door het gebruik en de aanbeveling ervan door beroemdheden, wat op zijn beurt heeft geleid tot uitgebreide media-aandacht - vooral op sociale mediakanalen. Hier is ongecontroleerde groei onvermijdelijk.

Daarnaast heeft de toenemende beschikbaarheid van deze behandelingen, vooral door autorisaties van gezondheidsautoriteiten en de mogelijkheid om voor te schrijven via telegeneeskunde of internet, ertoe bijgedragen dat steeds meer mensen toegang hebben tot deze geneesmiddelen. Dit valt samen met een groeiend publiek bewustzijn van de gezondheidsrisico's die gepaard gaan met obesitas, zoals diabetes en hartaandoeningen. Daarom worden injecties voor gewichtsverlies vaak gezien als een hoopvolle optie voor mensen die op zoek zijn naar effectieve oplossingen voor gewichtsbeheersing. Kortom, als injecties voor gewichtsverlies nog niet bestonden, zouden ze moeten worden uitgevonden.

Voortdurend onderzoek en ontwikkeling op dit gebied belooft ook verdere verbeteringen en innovaties, waardoor de wetenschappelijke en publieke belangstelling verder toeneemt. Al deze factoren samen maken injecties voor gewichtsverlies tot een veelbesproken onderwerp dat door zowel medische experts als het grote publiek wordt gezien als een potentiële doorbraak in de strijd tegen de obesitasepidemie.

Geschiedenis van afslankspuiten

Afslankinjecties bestaan nog niet zo lang, het zijn relatief nieuwe ontwikkelingen die nu pas gemeengoed worden en daarom onderwerp zijn van verhitte discussies.

Het verhaal begon aan het einde van de 20e eeuw toen wetenschappers de hormonale en neurochemische routes die honger en verzadiging reguleren probeerden te ontdekken en te begrijpen. Een cruciaal moment in de geschiedenis van deze medische interventie was de ontdekking van glucagon-like peptide-1 (GLP-1), een hormoon dat na het eten door darmcellen wordt afgegeven en dat zowel de insulinesecretie als de verzadiging beïnvloedt.

Glucagon-like peptide-1 werd ontdekt in het begin van de jaren 1980. Deze ontdekking maakte deel uit van een groter onderzoeksveld waarin de darmen en hun rol in het reguleren van de lichaamsfysiologie werden onderzocht, met name met betrekking tot de insulinesecretie en het glucosemetabolisme. GLP-1 behoort tot een klasse hormonen die bekend staan als incretines. Deze hormonen worden uitgescheiden door de darmen na het eten en spelen een belangrijke rol bij het regelen van de hoeveelheid insuline die wordt afgegeven door de alvleesklier als reactie op voedselinname.

Het onderzoek dat leidde tot de identificatie van GLP-1 droeg aanzienlijk bij aan het begrip van hoe het lichaam de glucosespiegels reguleert en legde de basis voor de daaropvolgende ontwikkeling van GLP-1 agonisten als therapeutische middelen tegen zowel type 2 diabetes als obesitas.

De eerste medische onderzoeken met GLP-1 agonisten waren aanvankelijk gericht op de behandeling van diabetes, maar al snel werd duidelijk dat deze actieve ingrediënten ook konden helpen bij het afvallen.

Liraglutide werd in 2005 ontwikkeld door Novo Nordisk en aanvankelijk gebruikt voor de behandeling van diabetes. Na verdere studies die de effectiviteit bij gewichtsverlies bevestigden, werd het in 2014 goedgekeurd onder de handelsnaam Saxenda, specifiek voor de behandeling van obesitas. Deze goedkeuring was een belangrijke mijlpaal in de geschiedenis van injecties voor gewichtsverlies, omdat het een van de eerste geneesmiddelen was die specifiek voor dit doel werd ontwikkeld en goedgekeurd.

Daaropvolgend onderzoek en ontwikkeling leidden tot verdere doorbraken, waaronder de introductie van semaglutide (Wegovy), dat in 2021 specifiek voor gewichtsverlies werd goedgekeurd door de Amerikaanse FDA en een nog grotere werkzaamheid toonde dan eerdere geneesmiddelen in klinische studies. Deze nieuwere generaties injecties voor gewichtsverlies bieden verbeterde doseringsschema's en zijn nog gerichter in hun effecten, waardoor ze een waardevol hulpmiddel zijn in de strijd tegen de obesitasepidemie.

Zo hebben de eerste ontdekkingen op het gebied van endocriene fysiologie en de daaruit voortvloeiende medische innovaties de basis gelegd voor de ontwikkeling van de huidige injecties voor gewichtsverlies. Deze vooruitgang weerspiegelt het groeiende begrip van de wetenschappelijke gemeenschap van obesitas als een multifactoriële ziekte en de behoefte aan een gerichte, effectieve behandeling.

Soorten afslankspuiten

De moderne ontwikkeling en het gebruik van injecties voor gewichtsverlies wordt gekenmerkt door een aanzienlijke vooruitgang in de biotechnologie en farmacologie. Deze vooruitgang heeft geleid tot de productie van zeer effectieve medicijnen die specifiek gericht zijn op de hormonale systemen van het lichaam om het hongergevoel te reguleren en de insulineproductie te verbeteren. De huidige technologie voor de productie van deze geneesmiddelen omvat recombinant-DNA-technologieën, geavanceerde zuiveringsprocessen en verbeterde formuleringen die zorgen voor een langere halfwaardetijd van de actieve ingrediënten en een vereenvoudigde toepasbaarheid.

Laatste goedkeuringen en markttrends

GLP-1-receptoragonisten, met name semaglutide (op de markt gebracht als **Wegovy**), hebben de afgelopen jaren veel aandacht gekregen van de medische gemeenschap en het publiek. Deze klasse van geneesmiddelen werkt door het nabootsen van het natuurlijke hormoon GLP-1, dat een centrale rol speelt in het glucosemetabolisme en het eetlustcontrolemechanisme van het lichaam. De effecten van GLP-1 zijn onder andere het verbeteren van de insulineafgifte als reactie op voedselinname, het vertragen van de maaglediging en het verhogen van de verzadiging, wat uiteindelijk leidt tot een verminderde voedselinname.

Semaglutide staat in het bijzonder in de belangstelling omdat het meer gewichtsverlies heeft laten zien dan eerdere geneesmiddelen in deze klasse. Na de oorspronkelijke goedkeuring als diabetesbehandeling onder de naam **Ozempic**, werd semaglutide goedgekeurd onder de naam **Wegovy**, specifiek voor de behandeling van obesitas in de VS en Europa. De goedkeuring was gebaseerd op uitgebreide klinische studies die een gemiddelde gewichtsvermindering van ongeveer 15% van het lichaamsgewicht aantoonden, een resultaat dat zelden werd bereikt met eerdere therapieën tegen zwaarlijvigheid.

De populariteit van semaglutide en andere GLP-1 receptoragonisten zoals liraglutide (**Saxenda**) en dulaglutide (**Trulicity**) is ook te danken aan hun relatieve veiligheid en goede verdraagbaarheid. Deze geneesmiddelen hebben een gunstig bijwerkingenprofiel in vergelijking met veel oudere middelen voor gewichtsverlies, waardoor ze de voorkeur genieten voor langdurig gebruik. Deze eigenschappen, samen met de goede werkzaamheid, hebben ertoe geleid dat deze medicijnen worden gezien als levensveranderende behandelingsopties, niet alleen voor mensen met obesitas, maar ook voor mensen die lijden aan gewichtgerelateerde gezondheidsproblemen.

De toenemende populariteit van deze klasse van geneesmiddelen onderstreept de groeiende acceptatie van farmacologische behandelingen voor obesitas, een ziekte die van oudsher wordt aangepakt door middel van een dieet en lichaamsbeweging, maar die vaak aanvullende therapeutische interventie vereist om effectief en duurzaam te kunnen worden behandeld.

Deze goedkeuringen onderstrepen de trend naar geneesmiddelen die speciaal zijn ontwikkeld voor langdurig gebruik in gewichtsbeheersingsprogramma's. De markt voor injecties voor gewichtsverlies groeit naarmate de prevalentie van obesitas wereldwijd toeneemt en de behoefte aan effectieve behandelingsopties groeit.

Soorten afslankspuiten en hun toepassingsgebieden

Ontwikkelingen op het gebied van injecties voor gewichtsverlies hebben geleid tot een verscheidenheid aan behandelingsopties die kunnen worden aangepast aan de individuele behoeften en medische aandoeningen van patiënten. Deze ontwikkelingen weerspiegelen de geavanceerde kennis van lichaamsmechanismen en hormooneffecten die onderzoekers en medische professionals in de loop der jaren hebben opgedaan.

GLP-1 receptor agonisten zoals liraglutide en semaglutide zijn momenteel de leiders in deze groep en maken gebruik van het principe van het natuurlijke hormoon GLP-1. Dit hormoon komt vrij na het eten en werkt op een aantal manieren: Het stimuleert de afgifte van insuline wanneer de bloedsuikerspiegel stijgt, vertraagt de maaglediging en bevordert zo een langer gevoel van verzadiging, wat op zijn beurt helpt om de voedselinname te verminderen. Deze effecten maken GLP-1 receptoragonisten bijzonder effectief bij de behandeling van obesitas en hebben ertoe bijgedragen dat ze een populaire keuze zijn geworden voor gewichtsbeheersingsstrategieën op de lange termijn.

Combinatietherapieën zoals de combinatie van **bupropion** en **naltrexone, bekend onder** de handelsnaam **Contrave**, bieden een multi-mechanistische aanpak. **Bupropion is** een antidepressivum dat ook wordt gebruikt om te stoppen met roken en waarvan bekend is dat het eetlustremmende effecten heeft, terwijl **naltrexon** oorspronkelijk werd gebruikt om opioïden- en alcoholverslaving te behandelen. Deze combinatie heeft tot doel de neurochemische paden in de hersenen te beïnvloeden die de hunkering en het beloningscentrum controleren, terwijl het verzadigingsgevoel toeneemt. Dit maakt **Contrave** een effectief middel voor mensen die moeite hebben hun eetgewoonten onder controle te houden.

Onderzoek naar andere hormoontherapieën die zich richten op het moduleren van de effecten van cortisol biedt een innovatieve aanpak in de strijd tegen obesitas, vooral met betrekking tot door stress veroorzaakte gewichtstoename. **Cortisol**, vaak het "stresshormoon" genoemd, speelt een centrale rol in het stressresponssysteem van het lichaam. Onder chronische stress kan een verhoogde cortisolproductie leiden tot verschillende metabolische veranderingen, waaronder een verhoogde eetlust, gewichtstoename en een ongunstige vetverdeling, meestal rond de buik.

Therapieën die zich richten op de regulatie van **cortisol zouden** mogelijk de negatieve effecten van stress op het lichaamsgewicht kunnen verminderen. Deze benaderingen zouden niet alleen direct het cortisolniveau beïnvloeden, maar ook inwerken op de complexe interacties tussen stress, honger en vetmetabolisme. Dit zou een effectieve manier kunnen zijn om het door stress veroorzaakte hunkeren naar voedsel en overeten te verminderen en zo gewichtstoename onder controle te houden.

De ontwikkeling van dergelijke therapieën is vooral relevant in een tijd waarin veel mensen worden blootgesteld aan verhoogde psychologische en sociale stress, die vaak leidt tot ongezonde eetgewoonten en uiteindelijk tot obesitas. Door de biochemische routes aan te pakken die door **cortisol** worden beïnvloed, zou men een multidimensionale behandelingsstrategie kunnen bieden die niet alleen rekening houdt met fysiologische maar ook met psychologische aspecten van obesitas.

Onderzoek op dit gebied is echter nog relatief nieuw en de uitdagingen bij het ontwikkelen van dergelijke therapieën zijn onder andere het nauwkeurig bepalen van de dosering, het vermijden van bijwerkingen en het aanpassen van de behandeling om optimale resultaten te behalen. Desalniettemin maakt het potentieel van deze therapeutische benaderingen om de levenskwaliteit van de betrokkenen te verbeteren en de kosten voor de gezondheidszorg te verlagen die samenhangen met obesitas en stressgerelateerde ziekten, ze tot een veelbelovend onderzoeksgebied in de medische wetenschap.

Doseringsvormen

Afslankinjecties komen meestal in de vorm van onderhuidse injecties die patiënten zelf kunnen toedienen. Deze doseringsvorm heeft bewezen effectief te zijn omdat het zorgt voor een gecontroleerde afgifte van het actieve ingrediënt en zorgt voor een directe opname in de bloedbaan. Hier volgen enkele details over de gebruikelijke doseringsvormen en hun toepassing:

- Voorgevulde pen of injector: Veel injectiespuiten voor gewichtsverlies, zoals die met GLP-1 receptoragonisten (bijv. liraglutide, semaglutide), worden aangeboden in de vorm van een voorgevulde pen of injector. Deze pennen zijn gemakkelijk te gebruiken en stellen patiënten in staat om zichzelf met minimale training te injecteren. De pennen zijn meestal voorzien van een fijne naald, waardoor de injectie minder pijnlijk is.
- Dosering en gebruiksfrequentie: De meeste vermageringsinjecties worden één keer per dag of één keer per week toegediend. De exacte dosering en toedieningsfrequentie hangt af van het specifieke medicijn en de individuele behoeften van de patiënt. Zo wordt liraglutide dagelijks geïnjecteerd, terwijl semaglutide en tirzepatide meestal één keer per week worden toegediend.

- **Instructies voor zelf injecteren:** Wanneer patiënten voor het eerst worden voorgeschreven, krijgen ze meestal gedetailleerde instructies van een zorgverlener over hoe ze de injectie correct moeten uitvoeren. Dit omvat instructies over hoe de medicatie moet worden bewaard, hoe de injectie moet worden voorbereid en hoe de naalden moeten worden weggegooid.

Door gebruik te maken van deze vormen van injecties kunnen actieve ingrediënten efficiënt in het lichaam worden afgegeven, wat in veel gevallen leidt tot aanzienlijk gewichtsverlies. De zelftoediening van deze injecties biedt ook een gemakkelijke optie voor patiënten die moeite hebben met het bijwonen van regelmatige medische afspraken.

Fabrikant en distributeur

Verschillende farmaceutische bedrijven ontwikkelen en verkopen afslankinjecties op basis van specifieke werkingsmechanismen. Hier volgt een overzicht van enkele van de bekendste fabrikanten en de producten die ze aanbieden:

Novo Nordisk

- **Saxenda (liraglutide)**: Saxenda werd oorspronkelijk ontwikkeld voor de behandeling van diabetes type 2 (onder de naam **Victoza**) en is specifiek goedgekeurd voor gewichtsverlies bij volwassenen met een BMI van 30 of meer of 27 of meer met ten minste één gewichtsgerelateerde comorbiditeit.

- **Wegovy (semaglutide)**: Een hogere dosis van het werkzame bestanddeel semaglutide, ook bekend als **Ozempic,** voor de behandeling van type 2 diabetes. Wegovy is specifiek goedgekeurd voor chronische gewichtsbeheersingstherapie.

- **Ozempic (semaglutide)**: Hoewel Ozempic in de eerste plaats is goedgekeurd voor de behandeling van type 2-diabetes, heeft het ook aangetoond dat het kan leiden tot aanzienlijk meetbaar gewichtsverlies. In veel gevallen werd Ozempic off-label gebruikt voor gewichtsverlies voordat het specifiek voor dit doel werd goedgekeurd onder de naam Wegovy.

Eli Lilly en Bedrijf

- **Trulicity (dulaglutide)**: Hoewel het in de eerste plaats is goedgekeurd als diabetesbehandeling, is Trulicity ook effectief voor gewichtsverlies en wordt het in sommige gevallen voor dit doel gebruikt.

Orexigen Therapeutics (nu onderdeel van Nalpropion Pharmaceuticals)

- **Contrave (bupropion en naltrexon)**: Dit medicijn combineert twee actieve ingrediënten met verschillende mechanismen gericht op het verminderen van de eetlust en het verhogen van het verzadigingsgevoel. Het is specifiek toegestaan voor gewichtsbeheersing.

Rhythm Pharmaceuticals

- **Imcivree (setmelanotide)**: Dit is een specifieke behandeling voor patiënten met zeldzame genetische aandoeningen van obesitas. Imcivree is goedgekeurd voor de behandeling van volwassenen en kinderen van 6 jaar en ouder met bepaalde genetische aandoeningen die leiden tot obesitas.

AstraZeneca

- **Bydureon (exenatide)**: Dit is een vorm van de GLP-1-receptoragonist exenatide, die wordt gebruikt voor de behandeling van diabetes type 2, maar ook positieve effecten kan hebben op gewichtsverlies. Bydureon wordt meestal eenmaal per week geïnjecteerd.

Sanofi

- **Soliqua/Suliqua (insuline glargine en lixisenatide)**: Dit combinatieproduct, dat zowel een langwerkende insuline als een GLP-1-receptoragonist bevat, wordt gebruikt voor de behandeling van diabetes type 2, maar kan ook helpen bij gewichtsverlies.

Pfizer

- **Rybelsus (semaglutide oraal)**: Dit is een orale formulering van semaglutide die is goedgekeurd voor de behandeling van type 2-diabetes. Net als **Ozempic** kan Rybelsus ook gewichtsverlies ondersteunen, hoewel het niet specifiek voor deze indicatie op de markt wordt gebracht.

Boehringer Ingelheim en Eli Lilly

- **Jardiance (empagliflozin)**: Dit geneesmiddel met SGLT2-remmer werd oorspronkelijk ontwikkeld voor de behandeling van diabetes type 2, maar heeft aangetoond dat het ook kan bijdragen aan gewichtsverlies, vooral bij patiënten met diabetes.

Vivus Inc.

- **Qsymia (phentermine en topiramaat)**: Qsymia combineert phentermine, een eetlustremmer, met topiramaat, een geneesmiddel dat oorspronkelijk is ontwikkeld voor de behandeling van epilepsie en dat ook het gevoel van verzadiging bevordert. Dit geneesmiddel is specifiek goedgekeurd voor gewichtsverlies en wordt vaak gebruikt bij patiënten die niet alleen overgewicht hebben, maar ook co-morbiditeiten zoals hoge bloeddruk of diabetes type 2.

Nalpropion Geneesmiddelen

- **Contrave** (bupropion en naltrexon): Zoals hierboven vermeld, combineert Contrave twee actieve ingrediënten voor gewichtsverlies. Oorspronkelijk ontwikkeld door Orexigen Therapeutics, wordt het nu op de markt gebracht door Nalpropion Pharmaceuticals.

Eisai Co.

- **Belviq (lorcaserine):** Dit geneesmiddel, dat de activiteit van serotoninereceptoren in de hersenen beïnvloedt om het verzadigingsgevoel te verhogen, werd in de VS goedgekeurd voor gewichtsverlies maar werd uit de handel genomen vanwege bezorgdheid over mogelijke kankerrisico's.

Janssen Pharmaceuticals

- **Invokana (canagliflozin):** Een SGLT2-remmer die oorspronkelijk is ontwikkeld voor de behandeling van type 2-diabetes. Net als andere SGLT2-remmers kan Invokana ook bijdragen aan gewichtsverlies doordat het ervoor zorgt dat het lichaam overtollige suiker via de urine uitscheidt.

Merck & Co.

- **Steglatro (ertugliflozin):** Ook een SGLT2-remmer die is goedgekeurd voor de behandeling van diabetes type 2 en potentiële voordelen biedt bij gewichtsverlies.

Deze en andere bedrijven en hun producten laten het scala aan benaderingen en mechanismen zien die nu beschikbaar zijn voor de behandeling van overgewicht en obesitas.

Marktleider

Novo Nordisk en Eli Lilly zijn momenteel de toonaangevende bedrijven op de markt voor injecties voor gewichtsverlies, met name in de categorie van GLP-1 receptoragonisten die specifiek zijn ontwikkeld voor gewichtsverlies. Novo Nordisk, een Deens farmaceutisch bedrijf, heeft een belangrijke invloed op het gebied van gewichtsbeheersingstherapieën met producten zoals **Saxenda** en **Wegovy**.

Eli Lilly, gevestigd in de VS, concurreert nauw met Novo Nordisk en heeft aangetoond sterk aanwezig te zijn op de markt met **Trulicity,** dat ook aanzienlijk gewichtsverlies mogelijk maakt. Daarnaast is Eli Lilly bezig met de ontwikkeling van **tirzepatide, dat wordt beschouwd als een** doorbraak in de industrie vanwege de potentieel hoge effectiviteit bij gewichtsverlies en dat binnenkort een belangrijke rol op de markt zou kunnen spelen. **Tirzepatide is** een innovatief geneesmiddel dat veelbelovend is voor de behandeling van diabetes type 2 en obesitas. Als dubbele GIP- en GLP-1-receptoragonist simuleert tirzepatide de effecten van twee incretinehormonen, waardoor het zowel de bloedglucosespiegel reguleert als de verzadiging verhoogt. Dit leidt tot verbeterde glykemische controle en aanzienlijk gewichtsverlies.

De specifieke combinatie van effecten die **tirzepatide** biedt, namelijk het ondersteunen van de insulinesecretie op basis van de bloedglucosespiegel en het tegelijkertijd verminderen van de voedselinname door het verzadigingsgevoel te verhogen, maakt het geneesmiddel bijzonder waardevol in de toekomst. Deze eigenschappen zijn cruciaal omdat veel mensen met diabetes type 2 ook kampen met overgewicht of obesitas, en een behandeling die beide aandoeningen effectief aanpakt, kan de gezondheid aanzienlijk verbeteren en het risico op diabetesgerelateerde complicaties verminderen.

De resultaten van de klinische studies hebben een bijzondere indruk gemaakt op de medische gemeenschap, aangezien **tirzepatide** niet alleen een betere doeltreffendheid voor de controle van de bloedglucose vertoonde dan de bestaande GLP-1 receptoragonisten, maar ook leidde tot een opmerkelijk gewichtsverlies. Dit potentieel plaatst **tirzepatide in** het middelpunt van de hoop op een nieuwe generatie diabetes- en gewichtsbeheersingstherapieën die zowel de levenskwaliteit zouden kunnen verbeteren als uitgebreidere en effectievere behandelingsopties zouden kunnen bieden aan patiënten. De combinatie van therapeutische effecten in één geneesmiddel is een belangrijke vooruitgang en symboliseert de vooruitgang in farmaceutisch onderzoek die een revolutie teweeg zou kunnen brengen in de behandeling van stofwisselingsziekten.

Novo Nordisk en Eli Lilly hebben al een dominante positie verworven door effectieve en veilige medicijnen tegen obesitas en diabetes te ontwikkelen en blijven aanzienlijk investeren in onderzoek en ontwikkeling om nieuwe behandelingsmogelijkheden te openen. Hun leiderschap wordt ook versterkt door uitgebreide klinische onderzoeken en een sterke wereldwijde aanwezigheid, wat helpt om de markt voor gewichtsbeheersingstherapieën vorm te geven.

De wetenschap achter injecties voor gewichtsverlies

Injecties voor gewichtsverlies maken gebruik van complexe fysiologische processen om zowel de eetlust te verminderen als de insulineproductie te beïnvloeden, waardoor ze een effectieve methode zijn voor gewichtsbeheersing en de behandeling van stofwisselingsziekten. Met name de groep van GLP-1 receptoragonisten, die vaak worden gebruikt in deze geneesmiddelen, spelen een centrale rol.

Deze geneesmiddelen bootsen het effect na van natuurlijk voorkomende hormonen zoals glucagon-like peptide-1 (GLP-1). GLP-1 wordt geproduceerd in de dunne darm na voedselinname en is cruciaal voor de regulatie van de bloedsuikerspiegel en de eetlust. Door binding aan GLP-1-receptoren stimuleren deze geneesmiddelen de afgifte van insuline door de alvleesklier op een glucose-afhankelijke manier, d.w.z. de insulinesecretie wordt verhoogd wanneer de bloedglucosespiegel stijgt, waardoor overproductie van insuline en daarmee gepaard gaande hypoglykemie worden voorkomen. Tegelijkertijd wordt de maaglediging vertraagd, waardoor de patiënt langer vol zit en dus minder calorieën verbruikt gedurende de dag.

Bovendien hebben deze hormonen een direct effect op de hersenen, waar ze de eetlustregulatie beïnvloeden. Ze activeren bepaalde gebieden in de hersenen die verantwoordelijk zijn voor het verzadigingsgevoel, wat het hongergevoel vermindert en leidt tot een lagere calorie-inname. Deze tweeledige aanpak - het verbeteren van de insulinerespons en het beheersen van het hongergevoel - maakt GLP-1 receptoragonisten bijzonder effectief bij de behandeling van obesitas en type 2 diabetes.

Het vermogen van deze geneesmiddelen om de natuurlijke mechanismen van het lichaam na te bootsen en te versterken, biedt een effectieve en relatief veilige manier om gewichtsproblemen te behandelen die moeilijk te behandelen blijken met conventionele methoden zoals alleen dieet en lichaamsbeweging. Deze eigenschappen verklaren waarom ze steeds meer worden erkend als een belangrijk onderdeel van therapeutische strategieën voor obesitas en aanverwante stofwisselingsstoornissen.

Hoe werken afslankspuiten?

GLP-1-receptoragonisten, een belangrijke groep injecties voor gewichtsverlies, maken gebruik van een zeer effectief principe door de natuurlijke processen van het lichaam na te bootsen die actief worden na voedselinname. Door het GLP-1 hormoon na te bootsen, bereiken ze een meervoudig effect dat zowel het metabolisme als de eetlust beïnvloedt, waardoor ze een effectief hulpmiddel zijn bij de behandeling van obesitas en type 2 diabetes.

Het hormoon GLP-1, dat van nature wordt aangemaakt in de dunne darm na voedselinname, speelt een centrale rol bij het reguleren van de bloedsuikerspiegel. Het stimuleert de alvleesklier om meer insuline af te geven wanneer de bloedsuikerspiegel stijgt, wat helpt om de bloedsuikerspiegel effectief te verlagen. Dit insulinotrope effect treedt alleen op bij verhoogde glucosespiegels, waardoor het risico op ongewenste hypoglykemie, dat kan optreden bij andere diabetesbehandelingen, wordt verminderd.

Naast het beïnvloeden van de insulinesecretie vertraagt GLP-1 ook de maaglediging, wat resulteert in een langere verzadiging na de maaltijd, waardoor de eetlust en voedselinname afnemen. Deze vertraging van de maaglediging helpt bloedglucosepieken na de maaltijd te verminderen, wat bijdraagt aan een stabielere algehele glykemische controle.

Daarnaast heeft GLP-1 een directe invloed op het centrale zenuwstelsel door in te werken op bepaalde delen van de hersenen die verantwoordelijk zijn voor de regulatie van honger en verzadiging. Door deze gebieden in de hersenen te activeren, worden het hongergevoel en het bijbehorende gedrag dat tot voedselinname leidt, verminderd.

Dit veelzijdige werkingsmechanisme maakt GLP-1 receptoragonisten bijzonder aantrekkelijk voor de behandeling van patiënten bij wie zowel gewichtsbeheersing als glykemische controle een rol spelen. Door meerdere fronten tegelijk aan te pakken, bieden deze geneesmiddelen een uitgebreide strategie voor de behandeling van obesitas en type 2 diabetes.

Actieve ingrediënten en hun werkingsmechanismen

GLP-1-receptoragonisten zoals liraglutide en semaglutide spelen de centrale rol die al is beschreven in de moderne behandeling van diabetes en obesitas door zich specifiek te binden aan GLP-1-receptoren in het lichaam.

Deze binding leidt tot een verhoogde insulinesecretie, die alleen wordt geactiveerd wanneer de bloedglucosespiegel verhoogd is, waardoor het risico op hypoglykemie, een veelvoorkomend probleem bij andere diabetesmedicijnen, aanzienlijk wordt verminderd. Daarnaast vertragen ze de maaglediging, wat het verzadigingsgevoel verlengt en dus de voedselinname vermindert. Deze eigenschappen maken ze een effectieve optie voor gewichtsbeheersing en diabetescontrole.

Combinatiepreparaten zoals bupropion en naltrexon, bekend onder de handelsnaam Contrave, combineren daarentegen verschillende werkingsmechanismen die het eetgedrag beïnvloeden. Bupropion, een antidepressivum, remt de eetlust door de neurotransmitters dopamine en noradrenaline te moduleren. Naltrexone grijpt in op het beloningssysteem van de hersenen om de drang om te eten te verminderen. Deze combinatie werkt synergetisch om het verlangen naar voedsel te verminderen en eetgewoonten te veranderen.

In de praktijk hebben GLP-1 receptoragonisten vaak een groter effect op gewichtsverlies dan combinatiemedicijnen. Geneesmiddelen zoals semaglutide kunnen in klinische studies een gemiddelde gewichtsvermindering van ongeveer 15% van het lichaamsgewicht bereiken, waardoor ze bijzonder effectief zijn voor mensen die aanzienlijk moeten afvallen. Contrave en soortgelijke combinatietherapieën kunnen ook effectief zijn, vooral voor patiënten bij wie het eetgedrag sterk wordt beïnvloed door psychologische factoren zoals stress en beloningsgedrag.

De keuze van de juiste medicatie hangt sterk af van de gezondheidstoestand van de persoon, de aanwezigheid van comorbiditeiten zoals diabetes type 2 en de specifieke behoeften en doelen van de patiënt. Beide soorten medicatie bieden waardevolle opties voor het beheer van gewicht en diabetes, maar in verschillende contexten en met verschillende effectiviteitsprofielen. Hierover later meer in detail.

Vergelijking van de effectiviteit van verschillende afslankinjecties

De effectiviteit van afslankinjecties varieert afhankelijk van de samenstelling van het werkzame bestanddeel en de reactie van de individuele patiënt.

GLP-1-receptoragonisten, zoals semaglutide en liraglutide, zijn bijzonder effectief gebleken in klinische onderzoeken, vooral semaglutide, dat in hogere doses op de markt wordt gebracht voor specifiek gewichtsverlies onder de naam Wegovy. Semaglutide bereikt in deze onderzoeken vaak een gemiddeld gewichtsverlies van ongeveer 15% van het lichaamsgewicht, terwijl liraglutide en vergelijkbare medicijnen meestal resulteren in een gewichtsverlies van 5-10%.

In vergelijking hiermee bieden combinatiemedicijnen zoals Contrave, dat bupropion en naltrexon combineert, een andere therapeutische optie. Deze medicijnen zijn met name geschikt voor patiënten bij wie het eetgedrag sterk wordt beïnvloed door psychologische factoren zoals stress-eten. Hoewel ze effectief kunnen zijn, wijst de praktijk uit dat hun effectiviteit in termen van gewichtsvermindering vaak lager is dan die van GLP-1 receptoragonisten. Contrave en soortgelijke combinatietherapieën zijn echter nuttig voor patiënten die baat hebben bij een behandeling die zowel het fysieke als het emotionele verlangen naar voedsel aanpakt.

Deze verschillende effectiviteitsprofielen betekenen dat het kiezen van de juiste injectie voor gewichtsverlies een zorgvuldige afweging vereist, waarbij niet alleen rekening moet worden gehouden met de individuele gezondheidsdoelen en medische aandoeningen van de patiënt, maar ook met hun persoonlijke respons op de behandeling. Patiënten die bijvoorbeeld niet alleen aan diabetes type 2 lijden, maar ook overgewicht hebben, kunnen bijzonder veel baat hebben bij GLP-1-receptoragonisten, terwijl patiënten met een sterke psychologische component in hun eetgedrag wellicht betere resultaten behalen met een combinatiepreparaat.

In het algemeen bieden injecties voor gewichtsverlies een effectieve methode van gewichtsverlies die werkt door een combinatie van beheersing van de eetlust en verbeterde stofwisselingsfuncties. De keuze van specifieke medicatie moet echter altijd worden gemaakt in samenwerking met een zorgprofessional om de beste en veiligste optie voor de individuele patiënt te garanderen.

Succes van injecties voor gewichtsverlies

Klinische onderzoeken

De werkzaamheid en veiligheid van injecties voor gewichtsverlies, met name GLP-1 receptoragonisten, zijn goed gedocumenteerd in talloze klinische onderzoeken. Deze onderzoeken hebben aangetoond dat deze medicijnen niet alleen effectief zijn bij gewichtsverlies, maar ook het risico op aan obesitas gerelateerde ziekten kunnen verminderen.

STEP-studiereeks voor semaglutide

- Het STEP 1 onderzoek richtte zich op gewichtsverlies bij volwassenen met obesitas of overgewicht en onderzocht de werkzaamheid van semaglutide in vergelijking met een placebo, aangevuld met leefstijlinterventies. In dit onderzoek kregen de deelnemers semaglutide of een placebo, en beide groepen werden aangemoedigd om tegelijkertijd hun eet- en bewegingsgewoonten te verbeteren. De resultaten van het onderzoek waren opmerkelijk: degenen die semaglutide kregen, ondervonden een gemiddeld gewichtsverlies van ongeveer 14,9% van hun lichaamsgewicht. Dit is een succes en benadrukt de potentiële effectiviteit van semaglutide als hulpmiddel bij gewichtsverlies, vooral wanneer

het gecombineerd wordt met veranderingen in levensstijl.
- De STEP 2-studie had als doel de effecten van semaglutide op volwassenen met type 2-diabetes te onderzoeken. In dit onderzoek werd de werkzaamheid van semaglutide niet alleen beoordeeld in termen van gewichtsverlies, maar ook in termen van het vermogen om de glykemische controle te verbeteren. Deelnemers die semaglutide kregen, ondervonden significante verbeteringen in zowel de glykemische controle als het lichaamsgewicht. Deze resultaten bevestigen de tweeledige werkzaamheid van semaglutide, dat niet alleen dient als middel om gewicht te verliezen, maar ook een belangrijke rol kan spelen bij diabetesbeheer door te helpen bij het effectief beheren van de bloedglucosespiegels.
- De STEP 3-studie was specifiek ontworpen om de duurzaamheid van het gewichtsverlies met semaglutide te onderzoeken. In deze fase van het onderzoek kregen alle deelnemers aanvankelijk semaglutide gedurende 20 weken om de onmiddellijke effecten van het geneesmiddel op het lichaamsgewicht te observeren. Deze eerste fase werd gevolgd door een langere observatieperiode van 48 weken, waarin de helft van de deelnemers semaglutide bleef krijgen, terwijl de andere helft overging op een placebo. Door deze onderzoeksopzet konden de onderzoekers niet alleen de kortetermijneffecten van semaglutide

op gewichtsverlies observeren, maar ook nagaan hoe goed het gewichtsverlies over een langere periode behouden bleef wanneer de behandeling werd voortgezet in vergelijking met wanneer deze werd stopgezet. De resultaten toonden aan dat deelnemers die semaglutide bleven krijgen in staat waren om hun verminderde gewicht effectief te behouden, terwijl degenen die overschakelden op placebo de neiging hadden om weer aan te komen. Deze bevindingen zijn bijzonder waardevol omdat ze het belang benadrukken van een voortgezette behandeling met semaglutide voor het behoud van gewichtsverlies op de lange termijn. Ze bevestigen dat hoewel het initiële gewichtsverlies een belangrijke stap is, het voortgezette gebruik van semaglutide cruciaal kan zijn om de bereikte gezondheidsvoordelen te behouden en een mogelijke gewichtstoename tegen te gaan.

SELECT-onderzoek naar semaglutide

Het SELECT-onderzoek is een uitgebreid klinisch onderzoek naar de cardiovasculaire en metabole effecten op lange termijn van semaglutide bij mensen met overgewicht zonder diabetes. Dit onderzoek is vooral belangrijk omdat het wil bepalen of semaglutide het risico op ernstige cardiovasculaire voorvallen kan verminderen in een populatie met overgewicht die niet lijdt aan type 2 diabetes. Hart- en vaatziekten zijn nauw verbonden met obesitas en vormen wereldwijd een belangrijke oorzaak van morbiditeit en mortaliteit. Daarom zou een positief resultaat van deze studie belangrijke implicaties kunnen hebben voor de behandeling van obesitas.

Het SELECT-onderzoek is opgezet als een dubbelblind, placebogecontroleerd, gerandomiseerd onderzoek om fouten te minimaliseren en de integriteit van de gegevens te waarborgen. Deelnemers uit verschillende landen worden gedurende een langere periode geobserveerd, waarbij semaglutide of een placebo wordt toegediend. Dankzij deze methodologische aanpak kunnen de onderzoekers betrouwbare gegevens verzamelen over hoe semaglutide het risico op cardiovasculaire voorvallen beïnvloedt.

Het belang van de resultaten van deze studie kan niet worden overschat. Als de uiteindelijke gegevens aantonen dat semaglutide het cardiovasculaire risico kan verminderen bij obese patiënten zonder diabetes, zou dit een belangrijke impact kunnen hebben op de behandelingsstrategieën voor obesitas. Een dergelijk resultaat zou leiden tot een breder gebruik van GLP-1 receptor agonisten in deze patiëntengroep en zou de therapeutische aanpak van obesitas fundamenteel veranderen en uitbreiden.

Bovendien zou een beter begrip van de cardiovasculaire effecten van semaglutide helpen om het veiligheidsprofiel van deze klasse van geneesmiddelen te verbeteren. Door informatie te verzamelen over potentiële risico's en voordelen, zou het onderzoek kunnen helpen bij het optimaliseren van de behandeling om niet alleen de werkzaamheid, maar ook de veiligheid en het welzijn van de patiënt te garanderen. Dergelijk onderzoek is cruciaal voor het nemen van geïnformeerde klinische beslissingen en het verbeteren van de algehele gezondheid en levenskwaliteit van mensen met obesitas.

SCALE-onderzoeksreeks voor liraglutide

SCALE Obesitas en prediabetes

De SCALE-studie naar obesitas en prediabetes onderzocht de effectiviteit van liraglutide in de context van gewichtsverlies bij mensen met obesitas en prediabetes. De resultaten van dit onderzoek waren zeer informatief wat betreft de potentiële voordelen van liraglutide voor deze specifieke patiëntengroep.

In het onderzoek kregen de deelnemers liraglutide of een placebo. Uit de gegevens bleek dat een aanzienlijk aantal mensen die liraglutide kregen een aanzienlijk gewichtsverlies ondervonden. Meer specifiek verloor 63% van de deelnemers die met liraglutide werden behandeld ten minste 5% van hun lichaamsgewicht. Ter vergelijking: slechts 27% van de deelnemers in de placebogroep bereikte dit gewichtsverlies.

Dit significante verschil in resultaten benadrukt de werkzaamheid van liraglutide als hulpmiddel bij gewichtsverlies bij mensen met obesitas en prediabetes. Opgemerkt moet worden dat een gewichtsverlies van ten minste 5% bij mensen met obesitas en prediabetes niet alleen esthetische of lichamelijke voordelen biedt, maar ook het risico op het ontwikkelen van diabetes type 2 en andere stofwisselingsziekten duurzaam kan verminderen.

Het SCALE-onderzoek levert dus belangrijke bevindingen op die gebruikt kunnen worden in de medische praktijk om behandelstrategieën voor patiënten met prediabetes en obesitas te verbeteren. Dergelijke resultaten zijn belangrijk voor de ontwikkeling van gerichte interventies die niet alleen het gewicht verminderen, maar ook de algehele gezondheid en het welzijn verbeteren.

SCALE Diabetes

Het SCALE Diabetes-onderzoek richtte zich op de effecten van liraglutide bij mensen met type 2-diabetes, met name wat betreft gewichtsvermindering en verbeterde glykemische controle. Liraglutide is een GLP-1-receptoragonist die oorspronkelijk werd ontwikkeld voor de behandeling van type 2-diabetes en die in dit onderzoek ook werd onderzocht op zijn vermogen om gewicht te verminderen.

De resultaten van het SCALE Diabetes-onderzoek toonden aan dat behandeling met liraglutide niet alleen leidde tot meetbaar gewichtsverlies, maar ook tot een betere bloedglucoseregulatie bij de deelnemers. Dit is met name relevant omdat zowel obesitas als een slechte glykemische controle tot de belangrijkste factoren behoren die het risico op complicaties van diabetes verhogen, zoals hart- en vaatziekten, nierschade en retinopathie.

De verbeterde glykemische controle die liraglutide biedt, is waarschijnlijk het gevolg van verschillende mechanismen, waaronder de stimulering van de insulinesecretie in reactie op verhoogde bloedglucosespiegels en de vertraging van de maaglediging, wat resulteert in een langzamere en stabielere instroom van glucose in het bloed. Deze effecten helpen de bloedglucosepieken na de maaltijd te verminderen, wat een cruciaal aspect is bij de behandeling van type 2 diabetes.

Gewichtsverlies bij mensen met type 2-diabetes met liraglutide kan extra voordelen bieden, omdat gewichtsverlies vaak leidt tot een verbeterde insulinegevoeligheid. Dit betekent dat de lichaamscellen beter op insuline reageren en glucose efficiënter uit de bloedbaan kunnen opnemen, wat verder helpt om de bloedglucosespiegel te verlagen.

Samengevat biedt de SCALE Diabetes studie waardevolle inzichten in hoe liraglutide niet alleen kan bijdragen aan de glykemische controle, maar ook aan gewichtsbeheersing bij mensen met type 2 diabetes als onderdeel van een uitgebreid behandelplan.

LIGHT-onderzoek naar naltrexon-bupropion (Contrave)

De LIGHT-studie was een belangrijk klinisch onderzoek gericht op het evalueren van de effecten van het geneesmiddel naltrexon-bupropion op het cardiovasculaire risico bij patiënten met overgewicht en obesitas. Naltrexon-bupropion is een combinatietherapie die vaak wordt voorgeschreven om af te vallen, omdat het het verlangen naar voedsel kan verminderen en verzadiging kan verhogen. Het onderzoeken van het cardiovasculaire risicoprofiel van dit medicijn was cruciaal, omdat overgewicht en obesitas zelf risicofactoren zijn voor hart- en vaatziekten.

Hoewel de LIGHT studie voortijdig werd beëindigd, leverde het nog steeds belangrijke inzichten op in de veiligheid van naltrexon-bupropion. Dergelijke voortijdige beëindigingen zijn niet ongewoon in de wereld van klinisch onderzoek en bieden nog steeds belangrijke leermogelijkheden.

De veiligheidsgegevens die tijdens het onderzoek zijn verzameld, zijn van groot belang omdat ze artsen en patiënten zullen helpen weloverwogen beslissingen te nemen over het gebruik van naltrexon bupropion voor gewichtsverlies, vooral bij patiënten met bestaande cardiovasculaire aandoeningen of met een hoog risico op dergelijke aandoeningen. Deze gegevens kunnen licht werpen op de vraag of het medicijn mogelijk het risico op hartaanvallen, beroertes of andere ernstige cardiovasculaire gebeurtenissen verhoogt.

Concluderend kan worden gesteld dat de resultaten van de LIGHT-studie waardevolle informatie hebben opgeleverd over het veiligheidsprofiel van naltrexon-bupropion, ondanks het vroegtijdig staken ervan. Deze informatie is cruciaal voor de verdere ontwikkeling van behandelingsrichtlijnen en kan helpen om de behandeling van patiënten die ondersteuning zoeken bij het afvallen met medicijnen veiliger te maken.

Contrave

Contrave is ook geëvalueerd in klinische studies, waaruit bleek dat het effectief het lichaamsgewicht kan verminderen.

Contrave is speciaal ontwikkeld voor gewichtsverlies en heeft positieve resultaten laten zien in klinische onderzoeken. Het actieve ingrediënt bupropion staat bekend om zijn antidepressieve eigenschappen en het vermogen om hunkering naar tabak te onderdrukken, terwijl naltrexon voornamelijk wordt gebruikt bij de behandeling van opioïde- en alcoholverslavingen. De combinatie van deze twee actieve ingrediënten heeft als doel zowel de fysiologische als de psychologische aspecten van voedselinname te beïnvloeden.

In een van de klinische onderzoeken naar Contrave verloren deelnemers die het medicijn een jaar lang gebruikten gemiddeld ongeveer 5% van hun lichaamsgewicht. Dit in vergelijking met slechts ongeveer 1% gewichtsverlies bij deelnemers die een placebo namen. Dit significante verschil benadrukt de effectiviteit van Contrave bij het ondersteunen van gewichtsverlies.

Een belangrijk voordeel van Contrave is het vermogen om het hunkeren naar voedsel te verminderen en de controle over het eetgedrag te verbeteren. Dit is vooral waardevol voor mensen die een sterke psychologische band met voedsel hebben, zoals mensen die om emotionele redenen eten of die moeite hebben om hun verzadiging goed te reguleren. Het werkingsmechanisme van Contrave kan helpen om de cyclus van trek en overeten te doorbreken, wat duurzaam gewichtsverlies bevordert.

Daarnaast kunnen de psychologische effecten van bupropion, zoals het verbeteren van de stemming en het verminderen van depressie, patiënten helpen zich gemotiveerder en minder gestrest te voelen tijdens het afslankproces. Dit kan een cruciale factor zijn in het succes van gewichtsverlies op de lange termijn en het behouden van een gezonde levensstijl.

Contrave biedt dus een effectieve oplossing voor gewichtsbeheersing door in te werken op zowel fysiologische als psychologische factoren die het eetgedrag beïnvloeden. Dit dubbele werkingsmechanisme maakt het een waardevol hulpmiddel voor mensen die moeite hebben om hun gewicht onder controle te houden met alleen een dieet en lichaamsbeweging.

Deze onderzoeken zijn slechts een klein deel van een groot aantal onderzoeken naar de veiligheid, werkzaamheid en langetermijneffecten van deze medicijnen. Ze helpen bij het definiëren en verfijnen van de therapeutische toepassingen van injecties voor gewichtsverlies om ervoor te zorgen dat ze zowel effectief als veilig zijn voor de patiënten die ze nodig hebben.

Ze tonen niet alleen de effectiviteit van deze medicijnen bij gewichtsverlies aan, maar ook hun potentieel om verdere gezondheidsvoordelen te bieden door risicofactoren voor chronische ziekten zoals diabetes type 2 en hart- en vaatziekten te verminderen. Deze resultaten hebben aanzienlijk bijgedragen aan de erkenning van injecties voor gewichtsverlies als veilige en effectieve behandelingsopties voor obesitas en overgewicht.

Langetermijneffecten en duurzaamheid van gewichtsvermindering

Het gebruik van injecties voor gewichtsverlies heeft zich de afgelopen jaren bewezen als een effectieve methode, vooral voor mensen die moeite hebben met afvallen door alleen een dieet te volgen en te bewegen.

De langetermijneffecten van injecties voor gewichtsverlies op basis van de werking van GLP-1 receptoragonisten zijn een ander belangrijk aspect van hun populariteit en effectiviteit. De voortdurende ondersteuning die deze medicijnen bieden, kan helpen om het eetgedrag op de lange termijn te veranderen. Patiënten leren vaak kleinere porties te eten en voelen zich sneller voller, wat helpt om de gewichtsbeheersing te verbeteren en te stabiliseren. Dit mechanisme helpt ook om het jojo-effect te voorkomen dat vaak optreedt na het beëindigen van traditionele diëten, omdat het oorspronkelijke eetgedrag vaak snel wordt hervat.

De blijvende effectiviteit van deze behandelingen wordt verder ondersteund door onderzoeken die aantonen dat patiënten die deze therapie op de lange termijn gebruiken een consistent gewichtsverlies of succesvolle gewichtsstabilisatie kunnen ervaren. Het is echter belangrijk dat het gebruik van dergelijke injecties wordt gezien als onderdeel van een holistische aanpak die ook veranderingen in levensstijl en psychologische ondersteuning omvat waar nodig.

Het is dus niet alleen het directe effect op het eetgedrag en de stofwisseling dat de duurzaamheid van deze behandelingen bevordert, maar ook de begeleiding en motivatie voor een gezondere levensstijl die op de lange termijn vol te houden is.

De duur van het gebruik van injecties voor gewichtsverlies kan sterk variëren en wordt aanzienlijk beïnvloed door de individuele respons van de patiënt op de behandeling en het optreden van bijwerkingen. Geneesmiddelen zoals GLP-1 receptor agonisten zijn over het algemeen ontworpen voor langdurige behandeling en veel klinische studies ondersteunen het gebruik ervan gedurende meerdere jaren, zolang patiënten er baat bij hebben en de behandeling goed wordt verdragen.

De vraag naar de duur van het gebruik is ook niet altijd eenvoudig te beantwoorden, omdat obesitas wordt gezien als een chronische ziekte die een continue en langdurige beheersstrategie vereist. De huidige medische richtlijnen bevelen vaak aan dat dergelijke geneesmiddelentherapieën moeten worden gebruikt als onderdeel van een uitgebreid behandelplan dat wordt voortgezet, zelfs nadat het streefgewicht is bereikt, om de behaalde successen te behouden en te voorkomen dat het gewicht weer toeneemt.

De integratie van veranderingen in levensstijl is een belangrijk aspect van deze behandelingen. Medicatie kan helpen om de noodzakelijke aanpassingen in het eet- en beweeggedrag te vergemakkelijken door honger te verminderen en verzadiging te bevorderen. Op de lange termijn is het echter de bedoeling dat patiënten deze gedragsveranderingen internaliseren en ook zonder medicatie volhouden.

Wanneer het gebruik van injecties voor gewichtsverlies wordt gestopt, is het belangrijk dat het aangeleerde gedrag van gezond eten en regelmatige lichaamsbeweging wordt gehandhaafd. Zonder deze voortdurende inspanningen is er een reëel risico dat je terugvalt in oude patronen en dus weer aankomt. Daarom moet de beslissing om te stoppen met de behandeling altijd zorgvuldig worden genomen en idealiter in overleg met een zorgverlener om een geplande overgang en voortdurende ondersteuning te garanderen.

Langdurig gebruik van afslankinjecties is daarom over het algemeen verstandig, maar vereist natuurlijk wel voortdurende medische controle. Dit is nodig om mogelijke bijwerkingen of complicaties op de lange termijn in de gaten te houden. De meest voorkomende bijwerkingen zijn misselijkheid, braken, diarree en mogelijke irritatie op de injectieplaats. Ernstigere maar zeldzame risico's zijn alvleesklierontsteking, galblaasaandoeningen en zelfs zeldzame vormen van schildklierkanker.

Voor effectief en duurzaam gewichtsverlies moeten deze injecties uiteindelijk worden gebruikt als een belangrijk onderdeel van een uitgebreid behandelplan. Dit plan moet ook veranderingen in het dieet, regelmatige lichaamsbeweging en psychologische ondersteuning omvatten. De combinatie van deze maatregelen zal niet alleen het gewicht verminderen, maar ook het risico op gewichtstoename in de toekomst minimaliseren.

Risico's en bijwerkingen

Injecties voor gewichtsverlies zijn een steeds populairdere en vaak zeer nuttige methode om gewichtsverlies te ondersteunen. Het gebruik van deze medicijnen brengt echter ook potentiële bijwerkingen en risico's met zich mee die relevant kunnen zijn op zowel de korte als de lange termijn.

Vaak voorkomende bijwerkingen

Injecties voor gewichtsverlies, vooral op basis van GLP-1-receptoragonisten, leiden vaak tot maag- en darmklachten.

Het kan een tijdje duren voordat het lichaam zich aan de medicatie heeft aangepast, en gedurende deze tijd kunnen symptomen zoals misselijkheid, braken, diarree en verstopping optreden. Deze effecten verminderen vaak na een gewenningsperiode wanneer het lichaam een zekere tolerantie voor het medicijn ontwikkelt. Dit is een belangrijk aspect voor patiënten om in gedachten te houden, omdat een goede symptoomcontrole en aanpassingen van de levensstijl kunnen helpen om de beginfase van de behandeling beter te beheersen.

Naast spijsverteringsproblemen kunnen hoofdpijn, duizeligheid en een verhoogde hartslag optreden als bijwerkingen. Deze symptomen maken ook deel uit van de aanpassingsreactie van het lichaam op de medicatie.

Hoofdpijn en duizeligheid kunnen worden veroorzaakt door veranderingen in de bloedsomloop en hydratatie veroorzaakt door de medicatie. De verhoogde hartslag kan worden veroorzaakt door het stimulerende effect van het medicijn op het cardiovasculaire systeem.

Het is heel belangrijk dat patiënten die deze bijwerkingen ervaren, nauwgezet medische zorg krijgen. Regelmatige controle door zorgverleners helpt om de bijwerkingen in de gaten te houden en tijdig te reageren als aanpassingen van de therapie nodig zijn. Dit kan het aanpassen van de dosis of het veranderen van de medicatie inhouden, vooral als de bijwerkingen aanhouden of bijzonder lastig zijn.

Nauwe samenwerking met de behandelend arts is daarom essentieel voor een veilige en effectieve behandeling. Indien nodig kan de arts therapeutische aanpassingen doen om de verdraagbaarheid van de medicatie te verbeteren en de levenskwaliteit van de patiënt tijdens de behandeling te verhogen.

Zeldzame bijwerkingen

De zeldzame bijwerkingen van geneesmiddelen met GLP-1 receptoragonisten kunnen ernstig zijn en langdurige gezondheidsproblemen veroorzaken.

Pancreatitis

Het verband tussen het gebruik van GLP-1 receptoragonisten en het optreden van alvleesklierontsteking is een kritiek punt bij het overwegen van deze middelen voor gewichtsverlies.

Pancreatitis, een ontsteking van de alvleesklier, is een mogelijk levensbedreigende aandoening die acuut of chronisch kan zijn. Symptomen van acute pancreatitis zijn onder andere hevige buikpijn, misselijkheid, braken, koorts en een snelle pols. Chronische alvleesklierontsteking kan leiden tot aanhoudende buikpijn, indigestie en zelfs diabetes als de alvleesklier na verloop van tijd beschadigd raakt.

De precieze mechanismen waardoor GLP-1 receptoragonisten pancreatitis kunnen veroorzaken, zijn nog niet volledig bekend. Sommige theorieën suggereren dat deze medicijnen de afscheiding van spijsverteringsenzymen kunnen beïnvloeden, wat leidt tot voortijdige activering van deze enzymen en een aanval op de alvleesklier. Het zou ook een rol kunnen spelen dat de medicijnen de bloedtoevoer naar de alvleesklier belemmeren, wat tot ontstekingen zou kunnen leiden.

Bij patiënten met een voorgeschiedenis van pancreasaandoeningen of bij patiënten met risicofactoren voor pancreatitis (zoals bepaalde voedingsgewoonten of alcoholgebruik) dient het gebruik van GLP-1 receptoragonisten met bijzondere voorzichtigheid te worden overwogen. Deze patiënten moeten nauwlettend in de gaten worden gehouden en er moet onmiddellijk medische actie worden ondernomen bij de eerste tekenen van symptomen die wijzen op mogelijke pancreatitis.

De beslissing om deze medicijnen te gebruiken moet altijd gebaseerd zijn op een individuele risico-batenanalyse, waarbij rekening wordt gehouden met de gezondheidsgeschiedenis van de patiënt, mogelijke alternatieven voor gewichtsverlies en de ernst van de obesitas. Zorgvuldige controle tijdens de behandeling is essentieel om het welzijn van de patiënt te garanderen en om ernstige complicaties zoals pancreatitis in een vroeg stadium te herkennen en te behandelen.

Galblaasziekten

Een galblaasaandoening is een andere mogelijke bijwerking van het gebruik van injecties om af te vallen, vooral in combinatie met snel afvallen. Galstenen en cholecystitis (een ontsteking van de galblaas) zijn twee veel voorkomende aandoeningen die in deze context kunnen voorkomen.

Galstenen ontstaan wanneer vaste deeltjes zich ophopen en hard worden in de gal. Deze stenen kunnen variëren in grootte en samenstelling, waarbij cholesterolstenen het meest voorkomen. De galblaas wordt gebruikt om gal op te slaan, dat door de lever wordt aangemaakt en nodig is om vet te verteren. Als je veel afvalt, kan de samenstelling van de gal veranderen, wat de vorming van galstenen bevordert. Als je heel snel afvalt, kan dit het risico verhogen omdat de galblaas minder vaak wordt geleegd en de gal langer in de galblaas blijft, waardoor de kans op steenvorming toeneemt.

Cholecystitis treedt op wanneer galstenen de galafvoer blokkeren, waardoor een ontsteking ontstaat. Deze verstopping kan hevige pijn in de rechterbovenbuik, koorts en braken veroorzaken. Onbehandelde cholecystitis kan leiden tot ernstigere complicaties, waaronder een breuk van de galblaas.

De behandeling van galblaasaandoeningen bestaat vaak uit het toedienen van pijnmedicatie en, in sommige gevallen, het verwijderen van de galblaas door middel van een chirurgische ingreep die cholecystectomie wordt genoemd. Preventie van galstenen en cholecystitis bij patiënten die een afslanktherapie met GLP-1 receptoragonisten volgen, kan een minder agressieve afslankstrategie vereisen om abrupte veranderingen in de galblaas te voorkomen.

Voor patiënten die injecties voor gewichtsverlies gebruiken en risico lopen op galblaasaandoeningen, kan het raadzaam zijn om het afslankproces te matigen en te kiezen voor een dieet met regelmatige maaltijden om de galblaas regelmatig te legen. Nauwgezet medisch toezicht is ook belangrijk om vroegtijdig te kunnen reageren op tekenen van galblaasaandoeningen.

Nierproblemen

Nierproblemen zijn een ander probleem bij het gebruik van GLP-1 receptoragonisten, vooral voor mensen die al last hebben van een verminderde nierfunctie. Deze medicijnen kunnen de nierfunctie beïnvloeden en bestaande nierproblemen verergeren.

De nieren spelen een centrale rol bij de filtratie en eliminatie van afvalstoffen uit het bloed en bij de regulatie van de vocht- en elektrolytenbalans. Verslechtering van de nierfunctie kan leiden tot een opeenhoping van gifstoffen in het lichaam, wat verschillende gezondheidsproblemen kan veroorzaken.

De mogelijke mechanismen waardoor GLP-1 receptoragonisten nierproblemen kunnen veroorzaken of verergeren zijn onder andere

- Uitdroging: Bijwerkingen zoals misselijkheid en braken kunnen leiden tot vochtverlies, wat de nieren belast.
- Veranderde bloedcirculatie: De medicatie kan de bloedcirculatie in de nieren beïnvloeden, wat de nierfunctie kan aantasten.
- Directe toxiciteit: Er zijn aanwijzingen dat sommige GLP-1 receptoragonisten directe toxische effecten kunnen hebben op niercellen.

Voor patiënten die al last hebben van nierfunctiestoornissen, is het belangrijk om tijdens de behandeling met GLP-1 receptoragonisten de nierfunctie zorgvuldig te controleren. Dit omvat regelmatig bloedonderzoek om de nierfunctie te controleren, met name creatinine- en ureumspiegels in het bloed, en urineonderzoek om de eiwituitscheiding en andere nierfuncties te beoordelen.

Een verslechtering van de nierfunctie tijdens de behandeling kan vereisen dat de dosis van de medicatie wordt aangepast of dat de behandeling helemaal wordt gestaakt. Daarnaast moeten maatregelen worden genomen om te zorgen voor voldoende hydratatie en het minimaliseren van risicofactoren die kunnen leiden tot nierbelasting.

Wanneer verslechtering van de nierfunctie wordt vastgesteld, moet een volledige beoordeling worden uitgevoerd door een nefroloog of een geschikte specialist om de juiste behandelingsopties te bespreken en het risico op verdere schade te minimaliseren. Dit benadrukt het belang van holistische zorg en zorgvuldige controle van patiënten die deze mogelijk levensveranderende medicijnen gebruiken.

Schildkliercarcinoom

Het verhoogde risico op schildklierkanker, met name medullair schildkliercarcinoom, bij het gebruik van GLP-1 receptoragonisten is een andere bijwerking die even ernstig als zeldzaam is en speciale aandacht vereist. Deze bezorgdheid komt voort uit preklinische studies waarin een verhoogd aantal schildkliertumoren werd waargenomen bij knaagdieren die werden behandeld met GLP-1 receptoragonisten. Hoewel dergelijke bevindingen niet altijd direct vertaalbaar zijn naar mensen, heeft dit geleid tot verhoogde waakzaamheid en voorzichtigheid bij het voorschrijven van deze geneesmiddelen.

Medullair schildkliercarcinoom is een zeldzame vorm van schildklierkanker die ontstaat uit de parafollikelcellen (C-cellen) van de schildklier. Dit type kanker kan agressief en moeilijk te behandelen zijn als het eenmaal is uitgezaaid. Het verband tussen GLP-1 receptoragonisten en het risico op medullaire schildklierkanker wordt gezien als een mogelijke directe stimulatie van de celgroei door het geneesmiddel.

Voor patiënten met een familiegeschiedenis van medullair schildkliercarcinoom of die lijden aan multipele endocriene neoplasie type 2 (MEN 2), wordt het gebruik van GLP-1 receptoragonisten over het algemeen afgeraden. MEN 2 is een genetische aandoening die wordt geassocieerd met een hoog risico op medullair schildkliercarcinoom en andere endocriene aandoeningen.

Patiënten die worden behandeld met GLP-1 receptoragonisten moeten worden gewezen op mogelijke symptomen van schildklierproblemen, zoals zwelling of knobbels in de keel, heesheid, slikproblemen of ademhalingsproblemen. Regelmatige schildklieronderzoeken kunnen deel uitmaken van het controleplan, vooral voor patiënten met een verhoogd risico.

Daarom kan gezegd worden dat het potentiële risico op schildklierkanker een serieuze overweging is bij het gebruik van GLP-1 receptor agonisten en een zorgvuldige afweging van de risico-batenverhouding door de behandelend arts vereist, vooral bij risicogroepen.

Diabetische retinopathie

Diabetische retinopathie is een andere ernstige complicatie van diabetes die wordt veroorzaakt door schade aan de bloedvaten van het netvlies en kan leiden tot gezichtsverlies. Hoewel GLP-1-receptoragonisten voornamelijk worden gebruikt voor de behandeling van type 2-diabetes en gewichtsverlies en veel positieve effecten hebben op de bloedglucosespiegel en het algehele metabolische profiel, zijn er meldingen die wijzen op een verband tussen het gebruik van deze geneesmiddelen en de ontwikkeling of verergering van diabetische retinopathie.

De precieze mechanismen waardoor GLP-1 receptoragonisten kunnen bijdragen aan retinopathie zijn niet volledig begrepen. Eén theorie suggereert dat snelle veranderingen in de bloedglucosespiegel, die veroorzaakt kunnen worden door het sterk bloedglucoseverlagende effect van GLP-1 receptoragonisten, zouden kunnen leiden tot destabilisatie van de retinale bloedvaten. Een andere mogelijkheid is dat de medicijnen indirecte effecten hebben op het vaatstelsel, wat leidt tot een verslechtering van de gezondheid van het netvlies.

Vanwege deze mogelijke risico's is het belangrijk dat patiënten die GLP-1 receptoragonisten gebruiken en al type 2 diabetes hebben, regelmatig worden onderzocht door een oogarts. Dit omvat meestal een jaarlijks fundusonderzoek. Hierbij wordt de achterkant van het oog onderzocht op tekenen van schade aan de bloedvaten. Een optische coherentie tomografie (OCT), een beeldvormend onderzoek dat gedetailleerde beelden van de structuren van het oog geeft en vroege tekenen van schade kan herkennen, kan ook worden uitgevoerd.

Voor patiënten met een bestaande oogziekte of patiënten met risicofactoren voor het ontwikkelen van diabetische retinopathie, kunnen deze onderzoeken vaker nodig zijn. Het is ook raadzaam om alle patiënten die GLP-1 receptoragonisten gebruiken te informeren over de symptomen van diabetische retinopathie, zoals wazig zien, moeite hebben met het zien van kleuren, donkere of lege gebieden in het gezichtsveld en plotselinge verschijning van vlekken of "zwevende" punten die kunnen wijzen op een bloeding in het oog.

Regelmatige controle en vroegtijdige opsporing kunnen de risico's op ernstige visuele beperkingen minimaliseren en indien nodig een passende behandeling instellen.

Gezien deze zeldzame maar mogelijk ernstige bijwerkingen is het belangrijk dat zowel artsen als patiënten goed geïnformeerd zijn en regelmatig gezondheidscontroles uitvoeren om ervoor te zorgen dat de behandeling veilig blijft. Als er tekenen zijn van deze ernstige bijwerkingen, moet onmiddellijk medische hulp worden gezocht en moet de behandeling dienovereenkomstig worden aangepast.

Gezondheidsrisico's op lange termijn van injecties voor gewichtsverlies

Langdurig gebruik van injecties voor gewichtsverlies, vooral als deze GLP-1-receptoragonisten bevatten, kan potentiële gezondheidsrisico's met zich meebrengen die overwogen moeten worden bij het nemen van beslissingen over de behandeling. Deze geneesmiddelen werken door het stimuleren van de GLP-1 receptor, wat resulteert in een verbeterde insulinesecretie, een verminderde afgifte van glucagon en een vertraagde maaglediging. Deze mechanismen ondersteunen niet alleen gewichtsverlies, maar hebben ook effecten op verschillende orgaansystemen die zorgen baren bij langdurig gebruik.

Risico's voor bepaalde orgaansystemen

- Nierfunctie: Zoals reeds vermeld kunnen GLP-1 receptoragonisten de nieren extra belasten bij mensen met een reeds bestaande nierfunctiestoornis. De mogelijke mechanismen hiervoor zijn uitdroging door misselijkheid of braken en directe effecten op de nierfunctie. Langdurig gebruik kan het risico op nierschade verhogen,

waardoor regelmatige controle van de nierfunctie nodig is.
- Pancreatitis: Het risico op chronische of terugkerende pancreatitis is ook een serieuze overweging, vooral voor patiënten met een voorgeschiedenis van deze aandoening. Stimulatie van de GLP-1 receptor kan mogelijk leiden tot een verandering in de afscheiding van spijsverteringsenzymen, wat het risico op ontsteking kan verhogen.

Hormonale en cellulaire effecten op lange termijn

- Hormonale balans: Chronisch gebruik van GLP-1 receptoragonisten beïnvloedt de hormonale balans, met name de hormonen die betrokken zijn bij het glucosemetabolisme. Dit kan langetermijneffecten hebben op de stofwisseling, waarvan de volledige gevolgen nog niet bekend zijn.
- Regulering van celgroei: Sommige onderzoeken suggereren dat langdurige stimulatie van de GLP-1 receptor de groei van bepaalde celtypen kan beïnvloeden, waardoor het risico op bepaalde vormen van kanker, zoals medullair schildkliercarcinoom, mogelijk toeneemt. Deze bezorgdheid is voornamelijk gebaseerd op dierstudies en er is verder onderzoek nodig om de relevantie bij mensen te begrijpen.

Aanbevelingen voor langdurig gebruik

Vanwege deze mogelijke risico's wordt over het algemeen aanbevolen om het gebruik van GLP-1 receptoragonisten zorgvuldig te controleren, vooral bij patiënten met reeds bestaande aandoeningen of risicofactoren voor bovengenoemde aandoeningen. Regelmatige medische onderzoeken, waaronder bloedonderzoek en functionele tests van de betrokken orgaansystemen, zijn van cruciaal belang om mogelijke bijwerkingen vroegtijdig te herkennen en de behandeling dienovereenkomstig aan te passen.

Een holistische kijk op de gezondheid van de patiënt en een regelmatige afweging van de risico-batenverhouding van de therapie is essentieel om ervoor te zorgen dat de voordelen van gewichtsverlies opwegen tegen de mogelijke risico's op de lange termijn. In sommige gevallen kan dit betekenen dat er alternatieve therapieën moeten worden overwogen of dat de dosering moet worden aangepast om het risico op gezondheidsschade op de lange termijn te minimaliseren.

Risico's voor bepaalde orgaansystemen

Het gebruik van GLP-1 receptoragonisten kan de nieren extra belasten bij mensen met reeds bestaande **nierfunctiestoornissen,** omdat deze geneesmiddelen zowel directe als indirecte effecten op de nierfunctie kunnen hebben.

Indirecte effecten zijn onder andere uitdroging door bijwerkingen zoals misselijkheid en braken. Deze symptomen komen vooral voor aan het begin van de behandeling en kunnen de nieren belasten omdat ze minder vocht beschikbaar hebben voor de noodzakelijke filtratieprocessen. De directe effecten van de medicijnen op de nierfunctie zijn nog niet volledig bekend, maar men denkt dat ze invloed kunnen hebben op de manier waarop het bloed door de nieren stroomt en wordt gefilterd.

Bij langdurig gebruik van deze medicijnen bestaat de zorg dat de cumulatieve effecten kunnen leiden tot een progressieve verslechtering van de nierfunctie, vooral bij patiënten die al lijden aan een verminderde nierfunctie. Dit kan het risico op ernstige aandoeningen zoals chronische nierziekte of zelfs nierfalen verhogen. Daarom is het cruciaal om de nierfunctie regelmatig te controleren. Dit omvat bloedonderzoek om het serumcreatinine en de glomerulaire filtratiesnelheid te bepalen, wat belangrijke indicatoren zijn voor de nierfunctie. Er kunnen ook aanvullende urineanalyses worden uitgevoerd om vroege tekenen van nierschade op te sporen, zoals de aanwezigheid van proteïne in de urine.

Als er tekenen van verslechtering van de nierfunctie zijn, kan het nodig zijn om de dosering van de medicatie aan te passen of zelfs een alternatieve behandeling te overwegen. Dergelijke beslissingen moeten in nauwe samenwerking met een arts worden genomen om de veiligheid en doeltreffendheid van de behandeling te garanderen en de gezondheid en levenskwaliteit van de patiënt te beschermen.

De bezorgdheid over het risico op chronische of terugkerende **pancreatitis bij het** gebruik van GLP-1 receptoragonisten is ook bijzonder relevant voor patiënten met een voorgeschiedenis van deze aandoening. Deze geneesmiddelen, die vaak worden gebruikt om diabetes type 2 te behandelen en om gewichtsverlies te bevorderen, werken door het stimuleren van de GLP-1 receptor, die verschillende fysiologische reacties in het lichaam veroorzaakt, waaronder het beïnvloeden van de afscheiding van spijsverteringsenzymen.

Stimulatie van de GLP-1 receptor kan leiden tot een verhoogde afscheiding van spijsverteringsenzymen uit de alvleesklier voordat het voedsel de darm bereikt, wat kan leiden tot een voortijdige activering van deze enzymen. Normaal gesproken worden deze enzymen pas actief in de darm, waar ze veilig voedsel kunnen verteren. Als ze echter te vroeg worden geactiveerd, kunnen ze in plaats daarvan het pancreasweefsel aanvallen, wat leidt tot ontsteking. Dit mechanisme kan het risico op het ontwikkelen of verergeren van pancreatitis verhogen bij patiënten die GLP-1 receptoragonisten gebruiken.

De behandeling en het beheer van patiënten die gevoelig zijn voor pancreatitis en GLP-1 receptoragonisten gebruiken, vereisen daarom bijzonder zorgvuldige controle. Symptomen van pancreatitis zijn ernstige buikpijn die kan uitstralen naar de rug, misselijkheid, braken, koorts en een snelle hartslag. Als deze symptomen optreden, moeten patiënten onmiddellijk medische hulp inroepen.

Daarnaast dient de zorgverlener de risico's en voordelen van voortzetting van de behandeling met GLP-1 receptoragonisten zorgvuldig af te wegen. In sommige gevallen kan het nodig zijn om de behandeling aan te passen of te kiezen voor alternatieve therapeutische benaderingen om het risico op pancreatitis te minimaliseren. Deze beslissingen dienen op individuele basis genomen te worden, rekening houdend met de volledige medische voorgeschiedenis en persoonlijke omstandigheden van de patiënt om een veilige en effectieve behandeling te garanderen.

Hormonale en cellulaire effecten op lange termijn

Het langdurig gebruik van GLP-1 receptoragonisten en hun invloed op de hormoonhuishouding is een belangrijke overweging voor behandeling, vooral bij chronische aandoeningen zoals type 2 diabetes en obesitas.

Deze geneesmiddelen reguleren niet alleen de bloedglucosespiegel door de insulinesecretie te beïnvloeden en de maaglediging te vertragen, maar hebben ook een effect op verschillende hormonen die betrokken zijn bij de regulatie van het glucosemetabolisme.

GLP-1 receptoragonisten stimuleren de afscheiding van insuline, een belangrijk hormoon dat de bloedsuikerspiegel na een maaltijd helpt reguleren door de opname van glucose door de cellen te bevorderen. Tegelijkertijd onderdrukken deze medicijnen de afgifte van glucagon, een hormoon dat door de alvleesklier wordt geproduceerd om de bloedsuikerspiegel te verhogen door de afgifte van opgeslagen suiker uit de lever te bevorderen. Door de glucagonafscheiding te verlagen, helpen GLP-1-receptoragonisten de leverglucoseproductie te verlagen, waardoor de bloedglucosespiegel verder daalt.

Deze veranderingen in de insuline- en glucagonbalans kunnen leiden tot een effectieve beheersing van de bloedglucosespiegel, maar de langetermijneffecten van deze hormonale veranderingen worden nog niet volledig begrepen. Het is mogelijk dat een chronische verstoring van deze hormonen andere metabolische routes beïnvloedt, zoals het vetmetabolisme of de energiehomeostase, wat mogelijk tot nadelige effecten kan leiden.

Deze medicijnen zouden ook invloed kunnen hebben op het lichaamsgewicht door het gevoel van verzadiging te verhogen en zo bij te dragen aan gewichtsverlies. Dit effect is grotendeels positief, maar aanhoudende manipulatie van verzadigingshormonen en energiemetabolisme zou de natuurlijke balans van honger en verzadiging op de lange termijn kunnen verstoren.

Gezien deze mogelijke effecten is het belangrijk dat artsen en patiënten de hormonale effecten van GLP-1 receptoragonisten zorgvuldig in de gaten houden en regelmatig evaluaties uitvoeren om mogelijke nadelige metabolische effecten in een vroeg stadium te herkennen en te behandelen. De beslissing om deze therapie voort te zetten moet altijd rekening houden met de respons van de individuele patiënt en een voortdurende beoordeling van de risico-batenverhouding omvatten om de optimale gezondheid en het welzijn van de patiënt op de lange termijn te garanderen.

De langdurige stimulatie van de GLP-1 receptor door bepaalde geneesmiddelen voor diabetes en gewichtscontrole zou volgens sommige onderzoeken ook de celgroei kunnen beïnvloeden en mogelijk het risico op bepaalde soorten kanker kunnen verhogen, waaronder medullair schildkliercarcinoom. Deze bevindingen zijn voornamelijk gebaseerd op dierstudies, waardoor het moeilijk is om de resultaten te interpreteren en over te dragen op mensen.

Dierstudies hebben ook aangetoond dat activering van de GLP-1 receptor niet alleen metabolische processen beïnvloedt, maar ook de groei en differentiatie van bepaalde celtypes bevordert. Sommige onderzoeken hebben een verhoogd aantal C-cel hyperplasie en tumoren bij knaagdieren aangetoond, met name in de schildklier. C-cellen zijn verantwoordelijk voor de productie van calcitonine en hun hyperactiviteit kan leiden tot medullair schildkliercarcinoom, een zeldzame maar vaak agressieve vorm van kanker.

De relevantie van deze bevindingen voor mensen blijft controversieel. Hoewel deze op dieren gebaseerde gegevens wijzen op een mogelijk verhoogd risico, zijn vergelijkbare effecten bij klinisch gebruik bij de mens niet duidelijk aangetoond. Desalniettemin leiden deze resultaten tot verhoogde voorzichtigheid en nauwlettender toezicht op patiënten die behandeld worden met GLP-1 receptoragonisten, met name patiënten met een familiegeschiedenis van medullair schildkliercarcinoom of genetische ziekten zoals multipele endocriene neoplasie type 2, die al een verhoogd risico op dergelijke kankers hebben.

Gezien deze mogelijke risico's wordt aanbevolen dat patiënten die GLP-1 receptoragonisten gebruiken regelmatig de schildklier laten onderzoeken om vroege tekenen van C-celhyperplasie of andere abnormale veranderingen op te sporen. Tegelijkertijd is er voortdurend wetenschappelijk onderzoek nodig om de mechanismen te begrijpen waarmee deze geneesmiddelen de celgroei beïnvloeden en om te bepalen hoe groot het risico voor mensen eigenlijk is. Deze kennis is van cruciaal belang om de veiligheid van een behandeling met GLP-1 receptoragonisten te garanderen en om weloverwogen therapeutische beslissingen te kunnen nemen waarbij de voordelen op lange termijn worden afgewogen tegen de mogelijke risico's.

Contra-indicaties

Het gebruik van injecties voor gewichtsverlies, vooral die met GLP-1 receptoragonisten, is gecontra-indiceerd bij bepaalde patiëntengroepen vanwege het verhoogde risico op ernstige bijwerkingen of complicaties. Belangrijke contra-indicaties zijn

- Medullair schildkliercarcinoom en multipele endocriene neoplasie type 2 (MEN 2): Mensen met een persoonlijke of familiaire voorgeschiedenis van deze ziekten dienen GLP-1 receptoragonisten te vermijden. Medullair schildkliercarcinoom is een zeldzame vorm van schildklierkanker die ontstaat uit de C-cellen van de schildklier. MEN 2 is een genetische aandoening die leidt tot verschillende vormen van endocriene neoplasie, waaronder medullair schildkliercarcinoom. Het gebruik van GLP-1 receptoragonisten kan het risico op het ontwikkelen van deze vormen van kanker verhogen vanwege het mogelijk stimulerende effect op de groei van C-cellen.
- Ernstige nierinsufficiëntie: Patiënten met ernstige nierinsufficiëntie of een nierziekte moeten ook voorzichtig zijn of GLP-1 receptoragonisten vermijden. Zoals eerder vermeld kunnen deze medicijnen de nierfunctie extra belasten, vooral als er al sprake is van nierinsufficiëntie. Een verminderde nierfunctie kan de uitscheiding van het geneesmiddel belemmeren en leiden tot accumulatie, waardoor het risico op bijwerkingen toeneemt.
- Pancreatitis: Patiënten die lijden aan pancreatitis of die deze aandoening in het verleden hebben gehad, moeten afzien van het gebruik van GLP-1 receptoragonisten. De geneesmiddelen kunnen het risico op herhaling van pancreatitis of verergering van de aandoening verhogen, omdat ze

de afscheiding van spijsverteringsenzymen kunnen beïnvloeden, wat kan leiden tot ontsteking.
- Maagdarmziekten: Patiënten met ernstige gastro-intestinale aandoeningen dienen GLP-1 receptor agonisten met voorzichtigheid te gebruiken. Aangezien deze geneesmiddelen vaak bijwerkingen veroorzaken zoals misselijkheid, braken, diarree en constipatie, kunnen ze bestaande aandoeningen zoals het prikkelbare darmsyndroom, colitis ulcerosa of de ziekte van Crohn verergeren.
- Zwangerschap en borstvoeding: Er zijn onvoldoende gegevens over de veiligheid van GLP-1 receptoragonisten tijdens zwangerschap en borstvoeding. Uit voorzorg dienen deze geneesmiddelen tijdens deze perioden te worden vermeden, tenzij het voordeel duidelijk opweegt tegen het risico voor het ongeboren kind of de zuigeling.
- Hart- en vaatziekten: Hoewel GLP-1 receptoragonisten enkele gunstige effecten kunnen hebben op het cardiovasculaire systeem, dienen personen met ernstige cardiovasculaire aandoeningen, zoals gevorderd hartfalen of instabiele angina pectoris, te overwegen deze geneesmiddelen alleen te gebruiken onder nauw medisch toezicht.
- Ernstige leverziekte: Personen met een ernstige leverziekte moeten ook voorzichtig zijn of het gebruik van GLP-1 receptoragonisten vermijden.

De lever speelt een centrale rol in het metabolisme van veel geneesmiddelen en een verminderde leverfunctie kan de verwerking van deze middelen beïnvloeden, wat leidt tot verhoogde concentraties in het lichaam en mogelijk toxische effecten.

- Ernstige allergische reacties: Patiënten die in het verleden ernstige allergische reacties hebben gehad op bestanddelen van GLP-1 receptor agonisten dienen deze medicatie niet te gebruiken. Allergische reacties kunnen variëren van huiduitslag tot anafylaxie, een mogelijk levensbedreigende reactie.
- Alcoholmisbruik: Personen die momenteel alcohol misbruiken of een geschiedenis van alcoholmisbruik hebben, moeten ook voorzichtig zijn, omdat alcohol de alvleesklier kan belasten en het risico op pancreatitis verder kan verhogen. GLP-1-receptoragonisten kunnen dit risico verder verhogen.

Voor patiënten die lijden aan een van de bovenstaande aandoeningen is het belangrijk om alternatieve behandelingen te overwegen en nauw samen te werken met zorgverleners om een veilig en effectief behandelplan te ontwikkelen. Deze voorzorgsmaatregelen helpen het risico op ernstige complicaties te minimaliseren en de gezondheid van patiënten te beschermen.

Voorzorgsmaatregelen

Bij het gebruik van GLP-1 receptor agonisten is het essentieel om speciale voorzorgsmaatregelen te nemen, vooral voor mensen die al aan chronische ziekten lijden. Deze medicijnen kunnen bestaande gezondheidsproblemen mogelijk verergeren. Daarom is uitgebreide en regelmatige controle door zorgverleners cruciaal om de veiligheid en effectiviteit van de behandeling te garanderen.

Regelmatige controle moet de volgende aspecten omvatten:

- Bloedtests: Deze zijn essentieel om veranderingen in het bloedglucosegehalte, de nierfunctie, de leverfunctie en andere belangrijke parameters die door de medicatie beïnvloed kunnen worden, te controleren. Bloedonderzoek helpt ook om de effectiviteit van de behandeling te beoordelen en om vroege tekenen van complicaties te herkennen.
- Nierfunctie controleren: Aangezien GLP-1 receptoragonisten verdere schade kunnen veroorzaken bij patiënten met nierinsufficiëntie, is het bijzonder belangrijk om de nierfunctie regelmatig te controleren. Tests zoals de meting van serumcreatinine en de berekening van de glomerulaire filtratiesnelheid (GFR) zijn standaard.
- Doseringsaanpassingen: Afhankelijk van de individuele reacties op de therapie en de resultaten

van de regelmatige controles, kan het nodig zijn om de dosering aan te passen. Dit is vooral belangrijk voor patiënten die tekenen van bijwerkingen vertonen of bij wie de nier- of leverfunctie verslechtert.

Daarnaast moeten patiënten worden geïnformeerd over mogelijke bijwerkingen en symptomen die kunnen wijzen op ernstige complicaties. Deze omvatten maag- en darmklachten, veranderingen in de urine, onverklaarbaar gewichtsverlies, vergeling van de huid of ogen en ernstige buikpijn. Dergelijke symptomen vereisen onmiddellijk medisch onderzoek.

Nauwe samenwerking tussen patiënten en zorgverleners is belangrijk voor een veilig gebruik van GLP-1 receptoragonisten. Patiënten moeten worden aangemoedigd om alle medische afspraken bij te wonen en veranderingen in hun gezondheidstoestand onmiddellijk te melden. Deze proactieve benadering zal helpen om mogelijke risico's te minimaliseren en de therapeutische voordelen van deze behandeling te maximaliseren.

Mengsel van verschillende medicijnen

Het combineren of mengen van verschillende medicijnen voor gewichtsverlies in de vorm van injecties moet met voorzichtigheid worden behandeld en wordt niet aanbevolen zonder de uitdrukkelijke begeleiding en supervisie van een gekwalificeerde zorgverlener. Verschillende middelen die gebruikt worden voor gewichtsverlies hebben specifieke mechanismen en werkingsmechanismen, en het combineren ervan kan leiden tot onvoorziene interacties, bijwerkingen of gezondheidsrisico's.

- Farmacologische interacties: Verschillende medicijnen voor gewichtsverlies, zoals GLP-1 receptor agonisten (bijv. liraglutide, semaglutide), hebben verschillende farmacologische eigenschappen. De combinatie van deze geneesmiddelen kan leiden tot een toename of afname van het effect van één of beide geneesmiddelen of zelfs tot nieuwe bijwerkingen.
- Verhoogde bijwerkingen: Enkele van de meest voorkomende bijwerkingen van GLP-1 agonisten zijn misselijkheid, braken, diarree en mogelijke irritatie op de injectieplaats. De combinatie van meerdere van deze geneesmiddelen kan het risico op en de ernst van deze bijwerkingen verhogen.
- Regelgevende en klinische richtlijnen: Tot op heden zijn er weinig klinische gegevens over de veiligheid en werkzaamheid van het combineren van verschillende injectables voor gewichtsverlies. Geneesmiddelen worden over het algemeen goedgekeurd voor gebruik op basis van klinische studies die hun veiligheid en werkzaamheid aantonen als monotherapie of in een specifieke combinatietherapie.

Elke vorm van combinatietherapie mag alleen worden gebruikt onder toezicht en met toestemming van een zorgverlener. Het is belangrijk dat patiënten hun arts op de hoogte stellen van alle medicijnen die ze gebruiken, ook die voor gewichtsverlies.

Welke afslankinjectie voor wie?

Zoals aangetoond zijn er verschillende soorten medicatie op de markt die verschillen in hun werkingsmechanisme en toepassingsgebieden. De keuze van een geschikte medicatie hangt af van verschillende factoren, waaronder de individuele gezondheidsgeschiedenis, de aanwezigheid van bijkomende ziekten, verdraagbaarheid en de aanbevelingen van de behandelend arts.

Selectie door voorbereiding

Hier zijn enkele van de meest voorkomende soorten injecties voor gewichtsverlies en hun typische toepassingen:

GLP-1-receptoragonisten (Wegovy, Saxenda, Trulicity)

De klasse van GLP-1-receptoragonisten (glucagon-like peptide-1-agonisten) is bijzonder effectief voor de behandeling van overgewicht en obesitas, vooral bij mensen met diabetes type 2 of prediabetes. De bekendste geneesmiddelen in deze klasse zijn liraglutide (Saxenda), semaglutide (Wegovy) en dulaglutide (Trulicity). Deze geneesmiddelen maken gebruik van een innovatieve benadering van gewichtscontrole en bloedglucoseregulering door de lichaamseigen mechanismen na te bootsen en te moduleren.

GLP-1-receptoragonisten bootsen de werking na van het natuurlijke hormoon GLP-1, dat wordt aangemaakt in de darmen en een rol speelt bij de regulatie van de bloedsuikerspiegel en de eetlust. De belangrijkste effecten van deze geneesmiddelen zijn

Toename van insulinesecretie

GLP-1-receptoragonisten maken gebruik van het hormoon glucagon-like peptide-1, dat wordt geproduceerd in de darm en een centrale rol speelt bij de regulering van de bloedsuikerspiegel. Wanneer voedsel wordt ingenomen en de bloedsuikerspiegel stijgt, bindt GLP-1 zich aan receptoren op de bètacellen in de alvleesklier. Deze binding zorgt ervoor dat de bètacellen meer insuline afgeven, een hormoon dat nodig is om glucose vanuit het bloed naar de cellen te transporteren. Dit leidt tot een daling van de bloedsuikerspiegel. Tegelijkertijd helpt GLP-1 de productie van glucagon te onderdrukken, een hormoon dat wordt geproduceerd door de alfacellen van de alvleesklier en dat de bloedsuikerspiegel verhoogt door de lever te stimuleren om opgeslagen glucose vrij te geven. Het verminderen van glucagon helpt de bloedsuikerspiegel stabiel te houden na een maaltijd.

Dit dubbele werkingsmechanisme van GLP-1 is bijzonder gunstig bij de behandeling van type 2-diabetes, omdat het helpt om de bloedglucosespiegels effectiever te reguleren en tegelijkertijd de kans op bloedglucosepieken en -dalen te verkleinen. Aangezien GLP-1-

receptoragonisten de insulinesecretie op een glucoseafhankelijke manier verhogen, wordt de insulinesecretie alleen verhoogd wanneer de bloedglucose hoog is, maar niet wanneer de bloedglucose laag is, waardoor het risico op hypoglykemie afneemt. Naast het verbeteren van de glykemische controle bieden deze geneesmiddelen ook het voordeel van gewichtsverlies door het verhogen van de verzadiging en het vertragen van de maaglediging, wat uiteindelijk leidt tot een lagere calorie-inname. Deze eigenschappen maken van GLP-1 receptoragonisten een effectieve behandelingsoptie die niet alleen de bloedglucosespiegels verbetert, maar ook bijdraagt aan de algehele verbetering van de gezondheid door te helpen bij de gewichtsbeheersing.

Vermindering van de afgifte van glucagon

GLP-1 receptoragonisten beïnvloeden niet alleen de insulineproductie, maar ook de hoeveelheid van het hormoon glucagon, dat door de alvleesklier wordt uitgescheiden. Normaal gesproken helpt glucagon om de bloedsuikerspiegel te verhogen door de lever te stimuleren om opgeslagen glucose vrij te geven in de bloedsomloop. Door de productie van glucagon te verminderen, kunnen deze medicijnen de bloedsuikerspiegel effectiever verlagen. Deze verlaging is cruciaal omdat het helpt om door maaltijden veroorzaakte bloedsuikerpieken te verminderen en zo de bloedsuikerspiegel stabieler te maken gedurende de dag.

Dit is vooral belangrijk voor de behandeling van diabetes type 2, waarbij een consistente controle van de bloedglucose cruciaal is om complicaties op lange termijn te voorkomen.

Vertraging in maaglediging

GLP-1-receptoragonisten beïnvloeden de snelheid waarmee voedsel de maag verlaat door de maaglediging te vertragen. Dit effect heeft voordelen bij gewichtscontrole en de behandeling van type 2 diabetes. Wanneer voedsel langer in de maag blijft, leidt dit tot een langer vol gevoel. Dit verlengde gevoel van volheid kan mensen helpen minder vaak te eten of kleinere porties te eten, omdat de drang om te eten wordt getemperd door het gevoel van volheid.

Het langzamer legen van de maag speelt ook een belangrijke rol in de bloedsuikerregulatie. Omdat voedsel langzamer de dunne darm ingaat, komt glucose geleidelijker vrij in het bloed, wat resulteert in een gelijkmatigere en minder piekerige bloedsuikercurve na de maaltijd. Dit helpt om de typische bloedsuikerpieken na de maaltijd te verminderen die vaak voorkomen bij mensen met diabetes en die kunnen leiden tot gezondheidsproblemen op de lange termijn.

Bovendien ondersteunt de tragere maaglediging die wordt veroorzaakt door GLP-1 receptoragonisten effectief de gewichtsbeheersing. Door het gevoel van verzadiging te verhogen en te verlengen, helpen deze geneesmiddelen mensen om minder calorieën te consumeren, wat gewichtsverlies kan bevorderen. Dit mechanisme is bijzonder waardevol omdat overgewicht en obesitas nauw verbonden zijn met de ontwikkeling en verergering van type 2 diabetes. Het vermogen van deze geneesmiddelen om zowel de glykemische controle als het lichaamsgewicht positief te beïnvloeden, maakt ze tot een belangrijke optie in de behandelingsstrategie voor obese patiënten met type 2-diabetes.

Eetlust reguleren

GLP-1 receptoragonisten hebben een interessant effect dat verder gaat dan de directe effecten op de maag en alvleesklier. Deze medicijnen hebben ook invloed op de hersenen, wat leidt tot een betere regulatie van eetlust en verzadiging. Ze doen dit door in te werken op specifieke hersengebieden die verantwoordelijk zijn voor het reguleren van honger en voedselinname. Door deze hersengebieden te activeren, wordt het verzadigingsgevoel vergroot en de eetlust verminderd, waardoor patiënten minder eten.

Het vermogen van deze medicijnen om direct in te grijpen in het centrale zenuwstelsel en signalen van welzijn en volheid te versterken, is cruciaal voor hun succes bij het ondersteunen van gewichtsverlies. Dit proces leidt tot een vermindering van de calorie-inname omdat het langdurige gevoel van volheid het makkelijker maakt om kleinere maaltijden te eten en minder te snoepen. Deze vermindering in calorie-inname is een natuurlijk gevolg van een minder hongerig gevoel.

Bovendien helpt het effect van GLP-1 receptoragonisten op de hersenen patiënten om hun eetgewoonten te veranderen en gezondere keuzes te maken, wat kan leiden tot een duurzamere gewichtsbeheersing op de lange termijn. Deze gedragsverandering is bijzonder waardevol omdat het helpt om de vaak moeilijke cyclus van diëten en gewichtstoename te doorbreken die veel mensen met obesitas teistert.

In het algemeen stellen GLP-1 receptoragonisten patiënten in staat om hun calorie-inname onder controle te houden en langdurig gewicht te verliezen door een combinatie van lichamelijke en psychologische effecten. Deze holistische benadering van de behandeling van obesitas en type 2 diabetes maakt ze tot een waardevolle optie in de moderne medische therapie.

Klinische toepassing en voordelen

Voor mensen met type 2-diabetes of prediabetes hebben deze medicijnen een dubbele functie: ze helpen zowel het gewicht te verminderen als de glykemische controle te verbeteren. Gewichtsbeheersing is een essentieel onderdeel van de behandeling van type 2 diabetes, omdat overgewicht en obesitas de insulineresistentie kunnen verergeren, waardoor de ziekte verder verergert.

De meest voorkomende bijwerkingen van GLP-1 receptor agonisten zijn gastro-intestinale klachten zoals misselijkheid, braken, diarree en constipatie. Deze bijwerkingen zijn meestal mild tot matig en verbeteren vaak na verloop van tijd. Er zijn ook zeldzame maar ernstigere risico's zoals alvleesklierontsteking, nierproblemen en mogelijke schildkliertumoren die overwogen moeten worden voordat de behandeling wordt gestart.

Amyline-analogen (Symlin)

Amyline-analogen, zoals pramlintide (Symlin), vormen een speciale klasse diabetesmedicijnen die worden gebruikt als aanvulling op insulinetherapie. Pramlintide is een synthetisch analoog van het menselijk hormoon amyline, dat van nature samen met insuline door de bètacellen van de alvleesklier wordt geproduceerd. Bij mensen met diabetes, vooral diabetes type 1 en diabetes type 2, die insuline gebruiken, is de productie of werking van amyline vaak onvoldoende.

Pramlintide werkt door de natuurlijke functies van amyline na te bootsen, wat verschillende belangrijke effecten heeft op de bloedsuikercontrole en voedselinname. Ten eerste vertraagt het de maaglediging na een maaltijd, wat resulteert in een langzamere afgifte van glucose in de bloedsomloop en dus in minder pieken in de bloedsuikerspiegel na de maaltijd. Deze tragere maaglediging helpt ook om het verzadigingsgevoel te verlengen, waardoor de totale hoeveelheid geconsumeerd voedsel kan afnemen. Daarnaast remt pramlintide de afscheiding van glucagon, een hormoon dat de bloedsuikerspiegel verhoogt door de lever te stimuleren glucose vrij te geven. Door de glucagonafscheiding te verminderen, helpt pramlintide om de bloedsuikerspiegel na de maaltijd verder te stabiliseren.

Pramlintide is met name geschikt voor patiënten met diabetes die hun bloedglucosewaarden ondanks insulinetherapie niet optimaal onder controle kunnen houden. Het is met name interessant voor type 1-diabetici die extra controle nodig hebben over bloedglucosepieken en voor type 2-diabetici die insuline gebruiken en moeite hebben om hun bloedglucosedoelen te bereiken. Daarnaast kan pramlintide nuttig zijn voor patiënten met overgewicht of obesitas die ook diabetes hebben, omdat het het gevoel van verzadiging verhoogt en zo mogelijk kan bijdragen aan gewichtsverlies.

Pramlintide biedt waardevolle ondersteuning voor patiënten met een gestructureerde diabetesbehandeling die voortdurend worstelen met schommelingen in de bloedglucosespiegel. Het helpt om de glucoseopname na de maaltijd te matigen, waardoor het gemakkelijker wordt om stabielere bloedglucosewaarden te bereiken en te behouden. Het gebruik van pramlintide vereist zorgvuldige coördinatie en controle door een arts, omdat de dosering insuline mogelijk moet worden aangepast om hypoglykemie te voorkomen.

Over het geheel genomen verbetert pramlintide de levenskwaliteit van patiënten door een betere controle van de bloedglucosespiegels en ondersteunt het gewichtsbeheersingsdoelen, waardoor het een belangrijke aanvulling is bij de behandeling van diabetes, vooral voor mensen die al insuline gebruiken.

Combinatiepreparaten (Contrave)

Bupropion/naltrexon, bekend onder de handelsnaam Contrave, is een medicijn tegen gewichtsverlies dat twee actieve ingrediënten combineert die synergetisch werken om de eetlust en het hongergevoel te beïnvloeden. Dit geneesmiddel is vooral interessant omdat het op een unieke manier ingrijpt in de neurochemische processen van de hersenen die zowel het eetgedrag als stemmingen en mogelijke verslavingsmechanismen beïnvloeden.

Bupropion is een actief ingrediënt dat oorspronkelijk werd gebruikt als antidepressivum en om te stoppen met roken. Het werkt voornamelijk als een dopamine en noradrenaline heropname remmer, wat betekent dat het de beschikbaarheid van deze neurotransmitters in de hersenen verhoogt. Dopamine speelt een centrale rol bij beloning en motivatie en kan ook het verlangen naar voedsel beïnvloeden, met name naar zoet of vet voedsel, dat vaak wordt geassocieerd met beloningssignalering. Noradrenaline daarentegen is betrokken bij de regulatie van alertheid en energieverbruik.

Naltrexone, het tweede medicijn in de combinatie, wordt normaal gesproken gebruikt om alcohol- en opiaatverslaving te behandelen. Het werkt als een opioïde receptorantagonist, wat betekent dat het de effecten blokkeert van opioïden die van nature in de hersenen voorkomen en deel uitmaken van het beloningssysteem van het lichaam. Door deze receptoren te blokkeren, kan naltrexone helpen om het hunkeren naar en het beloningsgevoel van eten te verminderen.

De combinatie van bupropion en naltrexone in Contrave maakt gebruik van deze mechanismen om de eetlust te verminderen en het verzadigingsgevoel te vergroten. Door de stemming te verbeteren en de alertheid te verhogen, terwijl naltrexone de belonende aspecten van eten remt, wordt het algehele verlangen naar voedsel verminderd. Dit maakt Contrave een effectieve optie voor mensen die worstelen met overgewicht of obesitas, vooral wanneer deze aandoeningen gepaard gaan met emotionele aspecten zoals stress-eten of een laag humeur.

Naast gewichtsverlies kan Contrave ook geschikt zijn voor mensen die worstelen met verslavingsgedrag of stemmingsstoornissen. De antidepressieve eigenschappen van bupropion kunnen ondersteunend zijn voor patiënten met depressieve stoornissen, en de verslavingsonderdrukkende eigenschappen van naltrexon kunnen nuttig zijn wanneer eetgedrag wordt gezien als onderdeel van een verslavingsprobleem.

Het geneesmiddel wordt meestal gebruikt als onderdeel van een uitgebreid behandelingsplan voor gewichtsbeheersing dat veranderingen in dieet, lichaamsbeweging en gedragsveranderingen omvat. Voordat je Contrave gaat gebruiken, is het belangrijk om medisch advies in te winnen, omdat het medicijn wisselwerkingen kan hebben met andere medicijnen en niet voor elke patiënt geschikt is. Het kan bijwerkingen veroorzaken zoals misselijkheid, constipatie, hoofdpijn en soms een verhoogde bloeddruk, die moeten worden gecontroleerd en beoordeeld door een arts.

Gezondheidsstatus als selectiecriterium

Bij het selecteren van een injectie voor gewichtsverlies, zoals gebruikt bij de behandeling van overgewicht en obesitas, moet rekening worden gehouden met tal van factoren om ervoor te zorgen dat de medicatie effectief en veilig is. De gezondheidstoestand van de patiënt speelt hierbij een centrale rol.

Bestaande aandoeningen zoals diabetes kunnen de keuze van medicatie aanzienlijk beïnvloeden. Zo kunnen GLP-1-receptoragonisten in dergelijke gevallen bijzonder geschikt zijn, omdat ze niet alleen helpen bij gewichtsbeheersing, maar ook de bloedglucoseregeling verbeteren. Deze medicijnen kunnen daarom dubbel voordelig zijn voor diabetici die willen afvallen.

Cardiovasculaire aandoeningen zijn ook belangrijk bij het kiezen van een medicijn voor gewichtsverlies. Sommige medicijnen kunnen het cardiovasculaire systeem beïnvloeden, bijvoorbeeld door de bloeddruk of hartslag te verhogen. Hier is het belangrijk om een medicijn te kiezen dat veilig is voor patiënten met dergelijke reeds bestaande aandoeningen of om de dosering dienovereenkomstig aan te passen.

Er moet ook rekening worden gehouden met mentale gezondheidsproblemen zoals depressie of angststoornissen, omdat sommige medicijnen voor gewichtsverlies invloed kunnen hebben op de stemming en het welzijn. Medicijnen die inwerken op het centrale zenuwstelsel, zoals bupropion, dat ook antidepressieve effecten heeft, kunnen in dergelijke gevallen de voorkeur krijgen.

Het kiezen van de juiste medicatie voor gewichtsverlies moet daarom altijd een geïndividualiseerde beslissing zijn, gebaseerd op een uitgebreide medische beoordeling. Het is belangrijk dat artsen alle aspecten van de gezondheid van de patiënt in overweging nemen om een veilige en effectieve behandeling te garanderen. Mogelijke interacties met andere medicijnen die de patiënt gebruikt, evenals individuele omstandigheden en behoeften, moeten ook worden meegenomen in het besluitvormingsproces.

Interacties met andere medicijnen als criterium

Het controleren op interacties tussen een injectie voor gewichtsverlies en andere medicijnen die een patiënt gebruikt, is een andere belangrijke stap in de veilige en effectieve behandeling van overgewicht of obesitas. Interacties tussen medicijnen kunnen de effectiviteit van de behandeling verminderen, ongewenste bijwerkingen verhogen of zelfs gevaarlijke gezondheidsproblemen veroorzaken.

Zo kunnen GLP-1 receptor agonisten, die vaak gebruikt worden om af te vallen, interacties hebben met verschillende andere medicijnen. Ze kunnen invloed hebben op de snelheid waarmee medicijnen vrijkomen uit de maag, waardoor de absorptie en effectiviteit van deze medicijnen kan veranderen. Dit is vooral relevant voor medicijnen die een precieze dosering vereisen, zoals orale antidiabetica of bloeddrukmedicatie.

Bij het gebruik van bupropion/naltrexon, een andere veelgebruikte optie voor injecties voor gewichtsverlies, moeten artsen zich bewust zijn van de combinatie met andere stoffen met een effect op het centrale zenuwstelsel, zoals bepaalde antidepressiva of antipsychotica. Bupropion kan het risico op aanvallen verhogen, vooral in combinatie met medicijnen die de drempel voor aanvallen verlagen.

Het is ook belangrijk om rekening te houden met de interactie tussen injecties voor gewichtsverlies en medicijnen die het risico op bloedingen beïnvloeden, omdat sommige van deze medicijnen voor gewichtsverlies de bloedstolling kunnen beïnvloeden. Dit kan leiden tot complicaties bij patiënten die anticoagulantia zoals warfarine gebruiken.

Het beoordelen van dergelijke interacties vereist zorgvuldige overweging en soms aanpassing van de dosering of het schema van medicijngebruik. Het is noodzakelijk dat artsen en apothekers een volledige lijst van alle medicijnen doornemen, inclusief receptplichtige, vrij verkrijgbare en plantaardige producten, die een patiënt gebruikt voordat ze een injectie voor gewichtsverlies voorschrijven. Patiënten moeten ook worden aangemoedigd om wijzigingen in hun medicatie of nieuwe medicijnen te melden om ervoor te zorgen dat hun behandelplan veilig en effectief blijft.

Bijwerkingen als selectiecriterium

Bij de keuze van injecties voor gewichtsverlies moeten ook de mogelijke bijwerkingen zorgvuldig worden overwogen, omdat deze de levenskwaliteit van de patiënt kunnen beïnvloeden en soms ernstige gezondheidsrisico's met zich meebrengen. De meest voorkomende bijwerkingen van deze medicijnen, zoals misselijkheid, braken, diarree en constipatie, zijn vaak een uiting van het effect van het medicijn op het maagdarmkanaal. Deze symptomen kunnen vooral optreden tijdens de beginfase van de behandeling en kunnen na verloop van tijd afnemen als het lichaam gewend raakt aan de medicatie.

Het vertragen van de maaglediging, een veelvoorkomend effect van veel medicijnen voor gewichtsverlies, kan leiden tot misselijkheid en constipatie. Hoewel dit effect kan bijdragen aan gewichtsverlies door het gevoel van volheid te verlengen, kan het daarmee gepaard gaande ongemak voor sommige patiënten moeilijk te beheersen zijn. Diarree en braken kunnen ook optreden als het lichaam reageert op de verandering in voedselinname en de actieve ingrediënten in de medicatie.

Daarnaast zijn er ernstigere, maar minder vaak voorkomende bijwerkingen waarmee rekening moet worden gehouden bij het kiezen van een bepaalde injectie voor gewichtsverlies. Het risico op pancreatitis, een ontsteking van de alvleesklier, kan bijvoorbeeld verhoogd zijn bij het gebruik van sommige GLP-1 receptoragonisten. Dit is een ernstige medische aandoening die onmiddellijke behandeling vereist. Nierproblemen kunnen ook optreden, vooral als het geneesmiddel de vochtopname verstoort of als er al nierbeschadiging bestaat.

Het kiezen van de juiste medicatie moet daarom niet alleen gebaseerd zijn op de werkzaamheid, maar ook rekening houden met de individuele tolerantie en het risicoprofiel van de patiënt. Het is belangrijk dat artsen en patiënten samenwerken om de voor- en nadelen van elke behandelingsoptie tegen elkaar af te wegen, waarbij ook wordt gekeken naar de mogelijke invloed van bijwerkingen op de dagelijkse levensstijl en algemene gezondheid van de patiënt. Open communicatie over eventuele bijwerkingen en de bereidheid om de behandeling zo nodig aan te passen zijn cruciaal om ervoor te zorgen dat de behandeling niet alleen effectief maar ook veilig is.

Langetermijneffecten als selectiecriterium

Het kiezen van een injectie voor gewichtsverlies als onderdeel van een uitgebreid gewichtsbeheersingsplan dat veranderingen in dieet, lichaamsbeweging en gedragstherapie omvat, is een belangrijke stap in het bereiken van succes bij gewichtsverlies op de lange termijn. In feite varieert de geschiktheid van verschillende soorten injecties voor gewichtsverlies voor langdurige behandeling afhankelijk van hun werkingsmechanisme, effectiviteit, veiligheidsprofiel en tolerantie van de patiënt.

Sommige van de meest gebruikte injecties voor gewichtsverlies zijn gebaseerd op GLP-1 receptoragonisten, zoals liraglutide, semaglutide en dulaglutide. Deze medicijnen zijn niet alleen effectief in het verminderen van het lichaamsgewicht, maar hebben ook positieve effecten op het glucosemetabolisme, waardoor ze vooral nuttig zijn voor patiënten met type 2 diabetes. Door hun effect op het vertragen van de maaglediging en het verbeteren van de insulinesecretie zijn ze een aantrekkelijke optie voor behandeling op lange termijn, vooral omdat ze ook het risico op hart- en vaatziekten kunnen verminderen.

Deze medicijnen zijn over het algemeen goed geschikt voor langdurig gebruik, omdat ze naast gewichtsverlies ook de algehele metabole gezondheid helpen verbeteren. Patiënten die GLP-1-receptoragonisten gebruiken, melden vaak een blijvende verbetering van de verzadiging en een vermindering van de calorie-inname, waardoor het gemakkelijker wordt om het verminderde lichaamsgewicht te behouden.

De verdraagbaarheid en het veiligheidsprofiel van de geneesmiddelen zijn ook cruciaal voor de beslissing om ze te gebruiken voor langdurige therapie. GLP-1 receptor agonisten worden over het algemeen goed verdragen, hoewel ze bij sommige patiënten bijwerkingen zoals misselijkheid en indigestie kunnen veroorzaken. Deze bijwerkingen zijn vaak tijdelijk en kunnen worden verlicht door de dosering aan te passen of andere ondersteunende maatregelen te nemen.

Naast GLP-1 receptor agonisten zijn er andere soorten medicatie, zoals de combinatie van bupropion en naltrexone, die ook geschikt kunnen zijn voor langdurig gebruik, vooral bij patiënten die ook worstelen met psychologische factoren zoals depressie of verslavingsgedrag. Deze medicijnen kunnen helpen om het emotionele aspect van eetgedrag aan te pakken, wat voor sommige patiënten een belangrijke factor kan zijn in de strijd tegen obesitas.

De keuze van de juiste vermageringsinjectie voor behandeling op lange termijn hangt daarom af van individuele factoren zoals de gezondheidstoestand van de patiënt, bijkomende ziekten, het veiligheidsprofiel van de medicatie en de individuele respons van de patiënt op de behandeling.

Beschikbaarheid als selectiecriterium

De beschikbaarheid van injecties voor gewichtsverlies kan ook een belangrijk selectiecriterium zijn voor mensen die medicijnen voor gewichtsverlies overwegen. Door de groeiende populariteit van deze behandelmethode en bepaalde productiebeperkingen kunnen er regionale tekorten ontstaan. Dit tekort kan verschillende oorzaken hebben:

- Productiecapaciteiten: De productie van toedieningsspuiten kan complex zijn en specifieke eisen stellen aan de productieomgeving en -technologie. Als deze capaciteiten beperkt zijn, kan dit leiden tot knelpunten in de levering.
- Regelgevende vergunningen: In sommige landen of regio's kunnen wettelijke hindernissen de beschikbaarheid van deze geneesmiddelen beïnvloeden. De toelatingsprocedures kunnen lang duren, waardoor de marktintroductie van nieuwe producten vertraging oploopt.
- Overvraag: In het geval van een plotselinge stijging van de vraag, bijvoorbeeld als gevolg van positieve studieresultaten of publieke belangstelling, is het mogelijk dat de bestaande productiecapaciteit niet voldoende is om aan de vraag te voldoen.
- Problemen met distributie en logistiek: Mondiale of lokale logistieke problemen, zoals die worden veroorzaakt door politieke veranderingen of pandemieën, hebben ook invloed op de beschikbaarheid van dergelijke medicijnen.

Het is daarom raadzaam voor mensen die een behandeling met afslankinjecties overwegen om zich in een vroeg stadium te informeren over de verkrijgbaarheid in hun regio en eventueel alternatieven te overwegen als deze medicijnen moeilijk verkrijgbaar zijn. Het is ook belangrijk om de behandeling te zien in een alomvattende context die een dieet en lichaamsbeweging omvat om de beste resultaten te behalen en niet alleen afhankelijk te zijn van de beschikbaarheid van een enkel medicijn.

Kosten als selectiecriterium

De kosten van injecties voor gewichtsverlies zijn een ander belangrijk selectiecriterium voor veel mensen die medicijnen voor gewichtsverlies overwegen. De financiële aspecten kunnen de toegankelijkheid en de beslissing voor of tegen een dergelijke behandeling aanzienlijk beïnvloeden.

Marktprijzen en fabrikanten

De kosten van injecties voor gewichtsverlies kunnen variëren afhankelijk van de fabrikant en het land. Gepatenteerde geneesmiddelen zijn vaak duurder dan hun generieke tegenhangers. De prijs kan ook worden beïnvloed door factoren zoals marktexclusiviteit, productiekosten en het prijsbeleid van de fabrikant.

De kosten van injecties voor gewichtsverlies variëren afhankelijk van het specifieke medicijn, de dosering en het gezondheidszorgsysteem van het land.

Gemiddeld kunnen de kosten van Wegovy, dat in hogere doseringen wordt gebruikt voor gewichtsverlies, rond de 200 tot 300 euro/USD per maand liggen, afhankelijk van de apotheek en de doseringsvereisten. Saxenda kan iets minder kosten, maar ligt vaak rond de 200 euro per maand. Deze prijzen kunnen variëren afhankelijk van de individuele dosering en het aantal spuiten dat per maand nodig is.

Bijkomende kosten

Naast de directe kosten van de injecties zelf, moet er mogelijk ook rekening worden gehouden met extra kosten voor regelmatige medische onderzoeken, consulten en mogelijke behandelingen met bijwerkingen.

Verzekering

De dekking van medicatie voor gewichtsverlies door de ziektekostenverzekering is een moeilijk en inconsequent behandeld onderwerp dat sterk beïnvloed wordt door nationale gezondheidszorgsystemen en specifieke verzekeringspolissen.

In veel landen moet aan bepaalde criteria, zoals een bepaalde BMI-index, worden voldaan om door de ziektekostenverzekering te worden gedekt. Doorgaans worden dergelijke behandelingen alleen door de verzekering vergoed als andere, minder invasieve methoden van gewichtsverlies, zoals een dieet en lichaamsbeweging, eerder zijn geprobeerd en geen succes hebben gehad. De praktijk is vaak inconsistent, zelfs binnen een land, en is ook veranderlijk omdat de praktijk van injecties voor gewichtsverlies, die nog relatief nieuw zijn, nog niet goed ingeburgerd is.

Begeleidende medische aandoeningen spelen ook een belangrijke rol. Personen die lijden aan ziektegerelateerde gewichtsproblemen, zoals diabetes type 2 of hoge bloeddruk, komen vaak eerder in aanmerking voor dekking van medicamenteuze behandelingen, omdat deze als noodzakelijk kunnen worden beschouwd voor de behandeling van de onderliggende aandoeningen. In deze gevallen stellen artsen en patiënten dat gewichtsvermindering niet alleen de levenskwaliteit ten goede komt, maar ook de totale kosten voor de gezondheidszorg kan verlagen door andere gezondheidscomplicaties te verminderen.

Het specifieke beleid en de daaruit voortvloeiende beslissingen van zorgverzekeraars variëren echter aanzienlijk. In sommige landen zijn gezondheidszorgsystemen meer gericht op het ondersteunen van preventieve maatregelen en kunnen ze daarom eerder geneigd zijn om dergelijke behandelingen te dekken. In andere landen is dekking echter minder waarschijnlijk, tenzij de patiënt aan een lange lijst van vereisten voldoet.

In Duitsland bijvoorbeeld dekken de wettelijke ziektekostenverzekeraars over het algemeen niet de kosten van GLP-1 receptoragonisten voor gewichtsverlies, zoals Wegovy (semaglutide) of Saxenda (liraglutide), als een standaardbehandeling voor gewichtsverlies. Het belangrijkste gebruik van deze medicijnen onder de dekking van de ziektekostenverzekering is gericht op specifieke medische aandoeningen die verder gaan dan alleen de wens om af te vallen.

De overname van kosten kan echter worden overwogen als aan de volgende voorwaarden wordt voldaan:

- Aanwezigheid van obesitas: In de regel moet de patiënt een body mass index (BMI) van minstens 30 kg/m² hebben, wat als obesitas wordt beschouwd. In sommige gevallen, vooral als er bijkomende gezondheidsproblemen zijn, kunnen de kosten zelfs worden gedekt als de BMI 27 kg/m² is.
- Bijkomende gezondheidscomplicaties: Patiënten met diabetesgerelateerde complicaties of andere gewichtsgerelateerde gezondheidsproblemen zoals hoge bloeddruk, slaapapneu of bepaalde hart- en vaatziekten kunnen ook in aanmerking komen voor dekking.
- Falen van conventionele maatregelen: Gewoonlijk moeten conventionele methoden voor gewichtsverlies, zoals dieet en lichaamsbeweging, zijn geprobeerd en als mislukt zijn beoordeeld. Een medisch gecontroleerd gewichtsbeheersingsprogramma dat onvoldoende resultaat heeft opgeleverd, kan ook een criterium zijn.

Het is belangrijk dat de behandelend arts gedetailleerde medische rechtvaardiging en documentatie verschaft voor de noodzaak van deze behandeling, omdat zorgverzekeraars vaak weigeren de kosten te dekken als dit niet gebeurt. De beslissing kan ook per zorgverzekeraar verschillen en het is raadzaam om de mogelijkheden en voorwaarden van kostendekking rechtstreeks met je eigen zorgverzekeraar te bespreken.

De dekkingsbeslissing wordt ook vaak beïnvloed door economische overwegingen. De kosten van medicamenteuze behandelingen voor gewichtsverlies kunnen hoog zijn en verzekeraars moeten de mogelijke besparingen op lange termijn door minder gezondheidsproblemen afwegen tegen de onmiddellijke kosten van de medicatie.

Het is daarom raadzaam voor patiënten die een dergelijke behandeling overwegen om precies uit te zoeken wat hun ziektekostenverzekering dekt en, indien nodig, met medische professionals te praten over de mogelijkheden om deze kosten vergoed te krijgen.

Optimaal gebruik van afslankspuiten

Om de effectiviteit van injecties voor gewichtsverlies te maximaliseren en tegelijkertijd de risico's en bijwerkingen te minimaliseren, is het belangrijk om te kiezen voor een alomvattende aanpak die bestaat uit correct gebruik en dosering, combinatie met dieetplannen en trainingsprogramma's en regelmatige controle en aanpassing van de behandeling.

Juiste toepassing en dosering

Het gebruik van injecties voor gewichtsverlies, in het bijzonder GLP-1 receptoragonisten, vereist zorgvuldige begeleiding en training van de patiënt om een effectief en veilig gebruik te garanderen. Het proces begint met een grondige voorlichting over de juiste behandeling en toediening van de medicatie.

Training voor zelfinjectie

Patiënten die injectiespuiten voor gewichtsverlies gebruiken, moeten worden geïnstrueerd in de techniek van het zelf injecteren. Dit omvat het correct opzuigen van de medicatie uit de flacon of het hanteren van voorgevulde pennen. De training moet ook een demonstratie bevatten van hoe de beschermkap te verwijderen, de naald goed aan te brengen en de spuit klaar te maken voor injectie. Het is belangrijk dat patiënten leren hoe ze luchtbellen uit de spuit moeten verwijderen om een nauwkeurige dosering te garanderen.

Selectie van de injectieplaats

Met een subcutane injectie kan de medicatie direct onder de huid worden toegediend, wat een langzame en gelijkmatige absorptie van het werkzame bestanddeel bevordert. Typische injectieplaatsen zijn de buik, de dij en de bovenarm. Deze gebieden hebben de voorkeur omdat ze gemakkelijk toegankelijk zijn en voldoende onderhuids vetweefsel hebben, waardoor de injectie minder pijnlijk is. Patiënten moeten worden geïnstrueerd om bij elke injectie van injectieplaats te wisselen om het risico op huidirritatie, lipodystrofie of infectie te minimaliseren. Het systematisch veranderen van injectieplaats kan helpen om het weefsel gezond te houden en de absorptie van het geneesmiddel te optimaliseren.

Doseerinstructies

De dosering van afslankinjecties moet individueel worden aangepast om een maximale werkzaamheid met minimale bijwerkingen te bereiken. De begindosering is vaak laag en wordt geleidelijk verhoogd op basis van de tolerantie en reacties van de patiënt. Deze geleidelijke verhoging helpt het lichaam te wennen aan de medicatie en kan de frequentie en ernst van bijwerkingen zoals misselijkheid en braken verminderen. De exacte dosering en het schema voor de verhoging moeten duidelijk worden gecommuniceerd om ervoor te zorgen dat de patiënt de richtlijnen precies volgt.

Bewaking en aanpassing

Voortdurende controle door zorgverleners is cruciaal om de reactie van de patiënt op de behandeling te beoordelen en de dosering dienovereenkomstig aan te passen. Door regelmatige follow-upbezoeken kan de arts de effectiviteit van de behandeling beoordelen en reageren op mogelijke bijwerkingen. Deze afspraken bieden ook de gelegenheid om de zelfinjectietechniek te herzien en te corrigeren, wat bijzonder belangrijk is om de therapietrouw en het welzijn van de patiënt op lange termijn te garanderen.

Door deze uitgebreide opleidings- en controlestrategieën te implementeren, kunnen patiënten niet alleen hun vermogen tot zelfmanagement van hun behandeling verbeteren, maar ook hun kansen op succesvol en duurzaam gewichtsverlies vergroten.

Combinatie met voedingsplannen en trainingsprogramma's

Injecties voor gewichtsverlies kunnen aanzienlijk bijdragen aan gewichtsverlies, vooral als ze worden gebruikt als onderdeel van een uitgebreid programma voor gewichtsbeheersing dat een zorgvuldig afgestemd dieet en bewegingsplan omvat. Deze integratieve aanpak erkent dat duurzaam gewichtsverlies en gezondheidsbevordering niet alleen door medicatie kunnen worden bereikt, maar een uitgebreide verandering van levensstijl vereisen.

Voedingsplannen

Een goed doordachte voedingsstrategie is cruciaal om het effect van injecties voor gewichtsverlies te maximaliseren. Een voedingsrijk, calorie-gecontroleerd dieet helpt niet alleen om het calorietekort te bereiken dat nodig is voor gewichtsverlies, maar helpt het lichaam ook om alle noodzakelijke vitaminen, mineralen en andere voedingsstoffen binnen te krijgen die nodig zijn voor een optimale gezondheid. Dergelijke dieetplannen moeten de volgende aspecten bevatten:

- Evenwichtige verdeling van macronutriënten: Koolhydraten, eiwitten en vetten moeten in een verhouding zijn die voldoet aan individuele behoeften, bijvoorbeeld meer eiwitten voor verzadiging en ondersteuning van spieropbouw en gezonde vetten die langdurige energie leveren en de gezondheid van het hart bevorderen.
- Eet hele voedingsmiddelen: Fruit, groenten, volle granen en magere proteïnen zijn essentieel omdat ze minder calorieën leveren met een hogere voedingswaarde, wat helpt om honger en trek onder controle te houden.
- Beperk bewerkte voedingsmiddelen en suiker: deze kunnen het insulineniveau verstoren en leiden tot gewichtstoename. Ze verminderen kan

niet alleen helpen bij gewichtsbeheersing, maar ook het risico op diabetes en andere stofwisselingsziekten verminderen.

Oefenprogramma's

Lichaamsbeweging is een andere centrale pijler in de behandeling van obesitas en moet zowel aerobe lichaamsbeweging als krachttraining omvatten:

- Aërobe lichaamsbeweging: Activiteiten zoals hardlopen, zwemmen of fietsen verbeteren de cardiovasculaire gezondheid en verbranden calorieën, wat direct bijdraagt aan gewichtsverlies. Regelmatige aerobe lichaamsbeweging verbetert ook de insulinegevoeligheid, wat vooral belangrijk is voor mensen met diabetes of mensen die op het punt staan diabetes te krijgen.
- Krachttraining: Het opbouwen van spiermassa is cruciaal, omdat spieren meer calorieën verbranden dan vetweefsel, zelfs in rust. Krachttraining versterkt niet alleen de spieren, maar verbetert ook de botdichtheid en de algemene lichaamssamenstelling.

Regelmatige evaluatie en aanpassing

Het combineren van deze elementen in een allesomvattend plan vereist zorgvuldige controle en regelmatige aanpassingen om ervoor te zorgen dat de doelen worden gehaald en de gezondheid op peil blijft. Dit betekent regelmatige bijeenkomsten met een voedingsdeskundige en een fitnesstrainer, evenals voortdurende medische controle door de arts die de injecties voor gewichtsverlies voorschrijft. Aanpassingen kunnen nodig zijn als reactie op veranderingen in levensstijl, gezondheidstoestand of gewoon de reactie van het lichaam op een eerdere behandeling.

Door rekening te houden met deze aspecten wordt gewichtsbeheersing met injecties voor gewichtsverlies niet alleen effectiever, maar ook duurzamer door patiënten te helpen gezonde gewoonten te ontwikkelen die leiden tot een betere gezondheid op de lange termijn.

Medische controle van de behandeling

Regelmatige medische controle is essentieel om ervoor te zorgen dat de behandeling met injecties voor gewichtsverlies veilig en effectief blijft. Dit omvat regelmatige controles van gewicht, bloeddruk, bloedsuikerspiegel en andere relevante gezondheidsindicatoren.

De behandeling moet flexibel kunnen worden aangepast aan veranderingen in de reactie van de patiënt of het optreden van bijwerkingen. Doseringen kunnen worden aangepast, medicatie kan worden veranderd of extra ondersteunende maatregelen kunnen worden aanbevolen, afhankelijk van de individuele behoeften.

In samenwerking met voedingsdeskundigen, fysiotherapeuten en andere zorgprofessionals kunnen er regelmatig aanpassingen worden gedaan op basis van de laatste medische bevindingen en de persoonlijke ontwikkeling van de patiënt. Deze interdisciplinaire aanpak is cruciaal om succes op lange termijn te garanderen en de levenskwaliteit van de patiënt te verbeteren.

Duur van de behandeling

Injecties voor gewichtsverlies maken vaak deel uit van een langetermijnbehandelingsstrategie. Deze medicijnen, die vaak één keer per week worden geïnjecteerd, kunnen helpen om hongergevoelens te verminderen en gewichtsverlies te bevorderen. Het is echter juist dit langdurige karakter dat leidt tot een uitdaging op het gebied van kosten.

De langdurige aard van deze behandeling betekent dat de totale kosten niet alleen de aankoop van de medicatie omvatten, maar ook regelmatige bezoeken aan de arts om de voortgang en mogelijke bijwerkingen te controleren. Over een periode van maanden of zelfs jaren kunnen deze kosten aanzienlijk zijn en voor veel patiënten een financiële belemmering vormen.

De vergoeding van kosten door zorgverzekeraars varieert sterk. In landen met uitgebreide gezondheidszorgsystemen of verzekeringspolissen die preventieve behandelingen promoten, kunnen deze kosten gedeeltelijk of volledig gedekt worden. In andere gevallen moeten patiënten de meeste of alle kosten zelf betalen, wat de toegankelijkheid van deze behandeling kan beperken.

Het is ook belangrijk om op te merken dat de effectiviteit en de noodzaak om deze injecties te blijven gebruiken regelmatig moet worden beoordeeld. Niet elke patiënt zal de gewenste resultaten van deze behandelingen hebben en het is mogelijk dat er aanpassingen in de behandelmethoden nodig zijn, wat extra kosten met zich mee kan brengen.

Het kan nuttig zijn voor getroffenen om de verwachte kosten en duur van de behandeling in detail te bespreken met hun arts en zorgverzekeraar. Het kan ook nuttig zijn om te vragen naar generieke alternatieven of om steun te zoeken bij gezondheidszorgprogramma's van de overheid of patiëntenhulpprogramma's van farmaceutische fabrikanten, die in sommige gevallen financiële steun bieden voor langdurige behandeling.

Onderbreking van de behandeling

Behandeling met afslankinjecties met GLP-1 receptoragonisten zoals semaglutide of liraglutide kan theoretisch worden onderbroken, maar dit moet zorgvuldig gebeuren en idealiter in overleg met een arts. Er zijn verschillende redenen waarom een dergelijke behandeling onderbroken zou kunnen worden, maar het is belangrijk om de mogelijke gevolgen van een onderbreking te begrijpen.

- Werkzaamheid: GLP-1 receptoragonisten werken door de eetlust te reguleren en de insulinegevoeligheid te verbeteren. Ze bereiken hun volledige effectiviteit door continu gebruik. Stopzetting kan leiden tot een verlies van vooruitgang in gewichtsbeheersing omdat het onderliggende mechanisme van eetlustcontrole en verbeterde metabolische activiteit niet langer gehandhaafd blijft.

- Gewichtsbeheersing: Veel gebruikers ervaren opnieuw gewichtstoename na het stoppen met medicatie, omdat de oorspronkelijke fysiologische condities die leiden tot overgewicht of obesitas vaak onveranderd blijven. Opnieuw aankomen kan ontmoedigend zijn en de lange-termijndoelen voor gewichtsbeheersing ondermijnen.
- Medisch toezicht: Als besloten wordt om de behandeling te onderbreken, moet dit onder medisch toezicht gebeuren. De arts kan helpen om de onderbreking zo te organiseren dat mogelijke negatieve effecten tot een minimum worden beperkt en kan advies geven over hoe de behandeling op een later tijdstip veilig kan worden hervat.
- Bijwerkingen en verdraagbaarheid: In sommige gevallen kan het raadzaam zijn om de behandeling te onderbreken, vooral als er bijwerkingen optreden of gezondheidsproblemen ontstaan die verder gebruik van de medicatie af te raden. In dergelijke gevallen kan een onderbreking nodig zijn om de gezondheid van de patiënt te

beschermen of om alternatieve behandelingsopties te evalueren.

- Kosten en toegankelijkheid: De hoge kosten en mogelijk beperkte beschikbaarheid van de medicatie kunnen natuurlijk ook redenen zijn voor onderbreking, vooral als ze op lange termijn niet houdbaar zijn.

In alle gevallen is het raadzaam om samen met een zorgverlener een dergelijke beslissing te nemen om er zeker van te zijn dat dit in het belang is van de gezondheid en de langetermijndoelen van de patiënt. Alternatieven en ondersteuningsstrategieën moeten ook overwogen worden om de continuïteit van de gewichtscontrole te garanderen.

Bronnen

Er zijn verschillende manieren om injecties voor gewichtsverlies te krijgen:

- Medisch voorschrift: In Europa, de VS en veel andere landen is voor injecties voor gewichtsverlies een recept nodig. Dit betekent dat een arts de noodzaak van deze behandeling moet vaststellen en een recept moet uitschrijven. Dit is de gebruikelijke manier om ervoor te zorgen dat de behandeling medisch geschikt en veilig is voor de patiënt.
- Specialisten in endocrinologie of diabetologie: Het zijn vaak specialisten in endocrinologie of diabetologie die dergelijke medicatie voorschrijven, omdat zij gespecialiseerd zijn in stofwisselingsziekten en hormonale onevenwichtigheden. Deze artsen kunnen een uitgebreide gezondheidsbeoordeling uitvoeren en bepalen of behandeling met GLP-1 receptoragonisten geschikt is.
- Klinieken voor gewichtsbeheersing: Veel zorginstellingen die gespecialiseerd zijn in gewichtsbeheersing bieden ook toegang tot medicamenteuze behandelingen zoals injecties om af te vallen. Deze klinieken hebben vaak teams van artsen, diëtisten en andere professionals die een geïntegreerde aanpak van gewichtsverlies

bieden. Vaak bieden ze ook financiële plannen voor de behandeling.
- Online apotheken en telegeneeskunde: Sommige online apotheken en aanbieders van telegeneeskunde kunnen ook recepten uitschrijven voor injecties voor gewichtsverlies na een online consult met een gekwalificeerde arts. Dit kan een handige optie zijn voor patiënten die in afgelegen gebieden wonen of moeite hebben om een arts persoonlijk te bezoeken. Het is echter belangrijk om ervoor te zorgen dat deze diensten een vergunning hebben en gereguleerd zijn om risico's te vermijden.
- Directe aankoop bij de apotheek met een recept: Na ontvangst van een recept kan de medicatie bij bijna elke apotheek worden gekocht. Apothekers kunnen ook aanvullende informatie geven over het juiste gebruik en bewaren van de medicatie.

Ethische en sociale overwegingen

Het ethische debat over injecties voor gewichtsverlies roept een aantal morele vragen op. Dit debat raakt aan zaken als normen voor lichaamsbeeld, toegang tot medische zorg en de vraag hoe ver medische ingrepen om natuurlijke lichaamscondities te veranderen moeten gaan. We zullen deze kwesties hier alleen aanstippen, omdat ze in feite steeds meer gemarginaliseerd raken.

Gewichtsverlies injecties bieden waardevolle medische ondersteuning voor mensen voor wie conventionele methoden zoals dieet en lichaamsbeweging alleen niet voldoende zijn om een gezond gewicht te bereiken. Deze medicijnen zijn vooral een belangrijke optie voor mensen met obesitas of overgewicht dat al heeft geleid tot gezondheidscomplicaties zoals diabetes type 2 of hart- en vaatziekten. Door de effectieve gewichtsvermindering die mogelijk wordt gemaakt door deze injecties, kunnen veel van de betrokken mensen een verbetering van hun gezondheidssituatie ervaren. Dit kan leiden tot een verminderde afhankelijkheid van andere medicijnen, betere fysieke prestaties bevorderen en de algehele kwaliteit van leven verbeteren.

Bovendien helpen injecties voor gewichtsverlies om het bewustzijn en het begrip van obesitas als chronische aandoening te vergroten. Door het medisch aan te pakken, kan het stigma dat vaak met obesitas wordt geassocieerd, worden verminderd. Dit leidt tot meer empathie en steun voor de getroffenen, waardoor ze zich minder geïsoleerd en meer sociaal geaccepteerd voelen.

Het is ook belangrijk om te erkennen dat de ontwikkeling van dergelijke medische behandelingen het resultaat is van uitgebreid onderzoek en innovatie gericht op het bieden van levensvatbare oplossingen voor ernstige gezondheidsproblemen. Deze vooruitgang in de geneeskunde versterkt het recht van mensen op zelfbeschikking over hun gezondheid en maakt gepersonaliseerde behandelingen mogelijk die voorheen niet mogelijk waren.

In het algemeen bieden injecties voor gewichtsverlies veel mensen een levensveranderende verbetering van hun gezondheid en levenskwaliteit. Ze zijn een voorbeeld van hoe medische innovatie kan helpen de uitdagingen van chronische ziekten te overwinnen en de betrokkenen kan helpen een actiever en gezonder leven te leiden.

Daarnaast bieden injecties voor gewichtsverlies een effectieve behandelingsoptie voor mensen die lijden aan ongezond overgewicht en bij wie andere methoden zoals een dieet en lichaamsbeweging niet succesvol zijn. Voor deze mensen kunnen injecties niet alleen gewichtsverlies mogelijk maken, maar ook leiden tot een verbetering van geassocieerde gezondheidsaandoeningen zoals diabetes type 2, hart- en vaatziekten en andere. Vaak wordt hier gesteld dat toegang tot dergelijke behandelingen een kwestie van medische rechtvaardigheid is en mensen kan helpen gezonder en mogelijk langer te leven.

De toenemende normalisering van injecties voor gewichtsverlies zal helpen om de stigmatisering van overgewicht en obesitas te verminderen door ze te erkennen als behandelbare medische aandoeningen. Door obesitas te erkennen als een aandoening die medisch ingrijpen vereist, kan dit helpen om de schuld en zelfverwijten onder de betrokkenen te verminderen.

Maar er zijn natuurlijk ook zorgen over de ethiek van medische ingrepen die erop gericht zijn het lichaam te veranderen. Sommigen zien dit als een afwijzing van de acceptatie van de natuurlijke diversiteit van het lichaam. Aan de andere kant stellen voorstanders dat toegang tot dergelijke behandelingen het recht van mensen op zelfbeschikking bij het nemen van beslissingen over hun lichaam en gezondheid versterkt.

Over het geheel genomen is de discussie rond injecties voor gewichtsverlies complex en roept het belangrijke vragen op over de prioriteiten van onze samenleving, het begrip van gezondheid en de rol van medicijnen in ons leven. Het blijft belangrijk dat deze discussies worden gevoerd om te zorgen voor een evenwichtig begrip van de voor- en nadelen van dergelijke medische ingrepen.

Volgens de auteurs wegen de positieve factoren van injecties voor gewichtsverlies echter duidelijk zwaarder dan de negatieve.

Nieuwe geneesmiddelen, conclusie en vooruitzichten

Injecties om gewicht te verliezen zijn al beter dan hun reputatie. Voor het eerst kunnen ze de wijdverbreide ziekte van obesitas effectief bestrijden. We hoeven niet te benadrukken wat dit kan betekenen voor de betrokkenen.

Verdere verbeteringen in injecties voor gewichtsverlies zouden in de toekomst belangrijk kunnen zijn. Onderzoekers werken aan het vergroten van de effectiviteit van deze medicijnen door de relevante metabolische routes effectiever aan te pakken. Het doel is om sterkere en langduriger effecten op gewichtsverlies te bereiken en tegelijkertijd de bijwerkingen te minimaliseren. De ontwikkeling van nieuwe combinatietherapieën die verschillende actieve ingrediënten samenbrengen om gewichtsverlies te bevorderen, laat ook veelbelovende benaderingen zien. Deze zouden de effectiviteit van de behandeling kunnen verbeteren en tegelijkertijd de dosering van de afzonderlijke componenten kunnen verlagen, waardoor de verdraagbaarheid toeneemt.

Een andere belangrijke vooruitgang zou kunnen liggen in de toedieningsvorm van deze medicijnen. Momenteel worden ze meestal toegediend in de vorm van injecties, maar onderzoek zou kunnen leiden tot handigere vormen zoals orale doses of implanteerbare apparaten die het geneesmiddel continu vrijgeven. Er wordt ook onderzoek gedaan naar benaderingen van gepersonaliseerde geneeskunde, waarbij de behandeling specifiek wordt afgestemd op de individuele genetische, metabole en fysiologische kenmerken van de patiënt om de therapie te optimaliseren.

De toekomstige rol van **cortisol**, een hormoon waarvan bekend is dat het de stofwisseling en de reactie van het lichaam op stress reguleert, is ook belangrijk. Hoge cortisolniveaus kunnen leiden tot gewichtstoename en kunnen de eetlust en het vetopslaggedrag beïnvloeden. Toekomstige therapieën zouden gericht kunnen zijn op het moduleren van cortisolspiegels of het verminderen van de effecten van cortisol op het lichaam om de effectiviteit van injecties voor gewichtsverlies te verbeteren. Dit zou kunnen worden gedaan door middel van combinatietherapieën die niet alleen GLP-1 agonisten bevatten, maar ook componenten die specifiek de metabole effecten veroorzaakt door cortisol aanpakken.

Tirzepatide, een relatief nieuw werkzaam bestanddeel in de behandeling van diabetes type 2, laat ook veelbelovende resultaten zien op het gebied van gewichtsvermindering en zou in de toekomst een belangrijke rol kunnen spelen in injecties voor gewichtsverlies. Tirzepatide is een dubbele agonist die zowel de glucagon-like peptide-1 (GLP-1)-receptor als de glucose-afhankelijke insulinotrope polypeptide (GIP)-receptor activeert. Deze eigenschappen maken het bijzonder effectief in zowel het beheersen van de bloedsuikerspiegel als het verminderen van het lichaamsgewicht.

In klinische studies heeft tirzepatide zeer goede resultaten laten zien op het gebied van gewichtsverlies. De fase 3 SURMOUNT-1 studie toonde bijvoorbeeld aan dat deelnemers die behandeld werden met tirzepatide een zeer significant gewichtsverlies bereikten tot 20% van hun lichaamsgewicht. Dit overtreft de resultaten die werden behaald met de huidige GLP-1 agonisten zoals semaglutide, die ook worden gebruikt voor gewichtsverlies.

Het werkingsmechanisme van tirzepatide omvat verschillende mechanismen: het verbetert de insulinegevoeligheid, vertraagt de maaglediging en verhoogt het verzadigingsgevoel, wat leidt tot een verminderde calorie-inname. Deze effecten zijn vooral gunstig voor mensen die moeite hebben om hun gewicht te verminderen door alleen een dieet te volgen en lichaamsbeweging te nemen.

Op basis van deze veelbelovende resultaten wordt verwacht dat tirzepatide in de toekomst een steeds belangrijkere rol zal spelen in de ontwikkeling van injecties voor gewichtsverlies. De goedkeuring en marktintroductie van tirzepatide als middel voor gewichtsverlies zal echter nog enige tijd in beslag nemen, aangezien de laatste fasen van de klinische studies en het goedkeuringsproces moeten worden doorlopen.

De vooruitzichten voor de verdere ontwikkeling en verbetering van injecties voor gewichtsverlies zijn daarom veelbelovend en richten zich op een grotere werkzaamheid, gebruiksgemak en gepersonaliseerde behandelingsopties die het potentieel hebben om de kwaliteit van leven voor veel mensen verder te verbeteren.

Er wordt ook verwacht dat injecties voor gewichtsverlies - zoals veel nieuwe geneesmiddelen - na verloop van tijd goedkoper zullen worden. De toekomst van de prijzen van injecties voor gewichtsverlies, zoals GLP-1 receptoragonisten, hangt af van verschillende factoren, maar er zijn redenen voor voorzichtig optimisme dat ze na verloop van tijd betaalbaarder kunnen worden. Naarmate de vraag naar deze geneesmiddelen toeneemt, kunnen fabrikanten profiteren van schaalvoordelen waardoor ze hun prijzen kunnen verlagen. Bovendien zouden technologische vooruitgang en efficiëntere productiemethoden kunnen leiden tot een verlaging van de productiekosten. Een andere belangrijke beïnvloedende factor is het verlopen van patenten voor bestaande geneesmiddelen, wat de weg vrijmaakt voor goedkopere generieke geneesmiddelen. Regelgevende besluiten en gezondheidszorgbeleid gericht op het verlagen van de kosten van geneesmiddelen zouden ook een rol kunnen spelen. Hoewel de prijsstelling van medicijnen complex is en afhankelijk van veel variabele markt- en politieke factoren, geven deze ontwikkelingen ons hoop dat de kosten van receptspuiten in de toekomst zullen dalen.